自然治癒力を高める
マクロビオティック【基礎編】
——正食医学の理論と実際

磯貝昌寛 著

ミネルヴァ書房

はしがき

私は、群馬県富岡市で「食による養生の指導（食養指導）」の道場、「マクロビオティック和道」を開いています。

そこは、心身の病に悩み、体質改善を望む多くの人が訪れます。私は、彼・彼女たちの話をきき、顔や体の様子をみて、体の内部を診る「望診《ぼうしん》」を行ない、現代の人々の体質と体調に合わせた食事と手当て、生活法をすすめています。

また、私自身も心身健やかに生きるために、マクロビオティックの先人たちの理論と実践を基に、体質体調に合った穀菜食を柔軟に取り入れるようにしています。

詳しくは本書で述べますが、日々の生活で感性を高め、体調や気候に応じて食事と生活を大事にしています。また、食事だけでなく、手当て、運動、呼吸、掃除などの生活そのものが重要です。

私たちを日々磨くものとして生活を位置づけて、次の七つの生活法を周囲にすすめています。

一、体を動かしてよく働く（よく歩く）
二、日々そうじをする
三、深い呼吸をする
四、腰を立ててよい姿勢を心がける（正坐）
五、質のよい睡眠をとる（横になったらすぐに眠り、朝はパッと起きて機嫌が良い）
六、旺盛な食欲を大切にする
七、だれにでも幸福をプレゼントする（笑顔のプレゼント）

「マクロビオティック」については、すでに世界的注目が集まり、実践されている有名人もいますが、まだ耳慣れない方もいるかもしれません。また、先の七つの生活法は現代の一般的な生活からは中々難しいかもしれません。

しかし、次にあげるマクロビオティックの食事法を少しずつでも実践していくことで、先に挙げた七つの生活法が少しずつ実現していくのです。とても簡単で誰でも取りくめる食事法です。

一、自然農法、自然栽培の食材を基本とする

二、穀物、野菜、海藻、天然醸造の調味料（みそ、しょうゆ等）、漬物など伝統的な発酵食品、伝統製法の海塩を基本食材とする
三、果物、生野菜などは体質に応じて使用する（現代は多用した方がよい人が多くなっている）
四、肉、卵、乳製品、魚介類などの動物性食品は基本的には必要ない（体質、気候によっては必要なこともある）
五、人工的・化学的加工の少ない食材を使用する（精製の度合いの少ない食材を使う）
六、国産の食材を原則使用し、自分の居住地から極端に離れた場所でとれる食材は控える（身《しん》土不二《どふじ》）
七、なるべく一物全体《いちぶつぜんたい》（食材のすべてを捨てることなく活用する）を心がける

いかがでしょうか。

自然の理にかなう方法で心身を健やかに保ち、体質改善が可能になる生き方（真生活）が、マクロビオティックともいえます。

本書は、食養指導に携わってきた私の二〇年の中間報告として執筆しました。とくに陰陽の見方から中庸の大切さをていねいに説明し、食だけでなく生活と心へ目を向けた内容です。正食医学としての病気別の対応も載せていますので、現代に合うマクロビオティックの本

として、実用的な本ともいえます。

また、体質改善がなされて人生が好転する方々をみてきて、私が特に効果的だと思った「断食（半断食）」についても、本書で触れていますのでご覧ください。

自らの運命を開く方法は一様ではありませんが、本書が、ご縁あって手に取ってくださった読者のお役に立てれば幸いです。

二〇二〇（令和二）年四月

著者記す

自然治癒力を高めるマクロビオティック〔基礎編〕——目次

第3章　いのちと血潮――塩のはたらき　……107

資料

あとがき

序章

マクロビオティックとは何か

自然治癒力・免疫力を低下させるものに溢れている現代社会。
その中にあって自然治癒力・免疫力を高める食べ方と生き方が、
マクロビオティックです。
また、マクロビオティックは固定的な食事法・生活法ではなく、
その人のからだに合わせた食事と生活でもあるのです。

マクロ（大きな）ビオ（生命観）ティック

マクロビオティックって一体何ですか？　と、和道（マクロビオティック道場）で庭いじりをしていると通りがかりの人に尋ねられることがあります。

都会と違って田舎ではまだまだマクロビオティックという言葉が広がっていませんから、知らない人は実に多いのです。知ってはいても、多くの場合、玄米菜食と考えられている人も実際は少なくないようです。

もちろん、マクロビオティックを玄米菜食と言っても間違いではないのですが、それだけではありません。マクロというのは大きなという意味であり、ビオは生命ですから、大きな生命観に立ったうえでの食であり生活であり、生き方なのです。

食においてのマクロビオティックの中には玄米菜食も含まれますが、玄米が合わない人には違った食が合っていることもあります。菜食が合わない人がいるのも事実です。主食においては、現在の自分の消化能力に合った主食を見つけることと、消化能力を高めていくことが大切です。

食養の指導と料理技術の鍛錬によって、玄米菜食を無理なく、おいしく、楽しく実践できるかどうかなのですが、マクロビオティックは人それぞれ、スタートしやすいところから始めたらいいのです。

病気を治したいから、自己変革を促したいからと、それほどおいしく感じないのに無理して玄米菜食をしていても、一向に効果は上がらないのは無理もありません。大きな病気になればなるほど、病気は治るべくもなく、自己の変革もいいように変化せず、間違ったマクロビオティックの実践が健康と幸せから遠ざかるのを後押ししてしまっているという人も少なくないのです。かく言う私も、玄米菜食を無理矢理に実践することによって、今の妻と結婚する際に義父と大喧嘩となり、その後四年も絶縁状態になるという大失態をしてしまったのです。自分に合わない食事をしていれば、身体だけでなく心も穏やかでなくなってしまうのです。

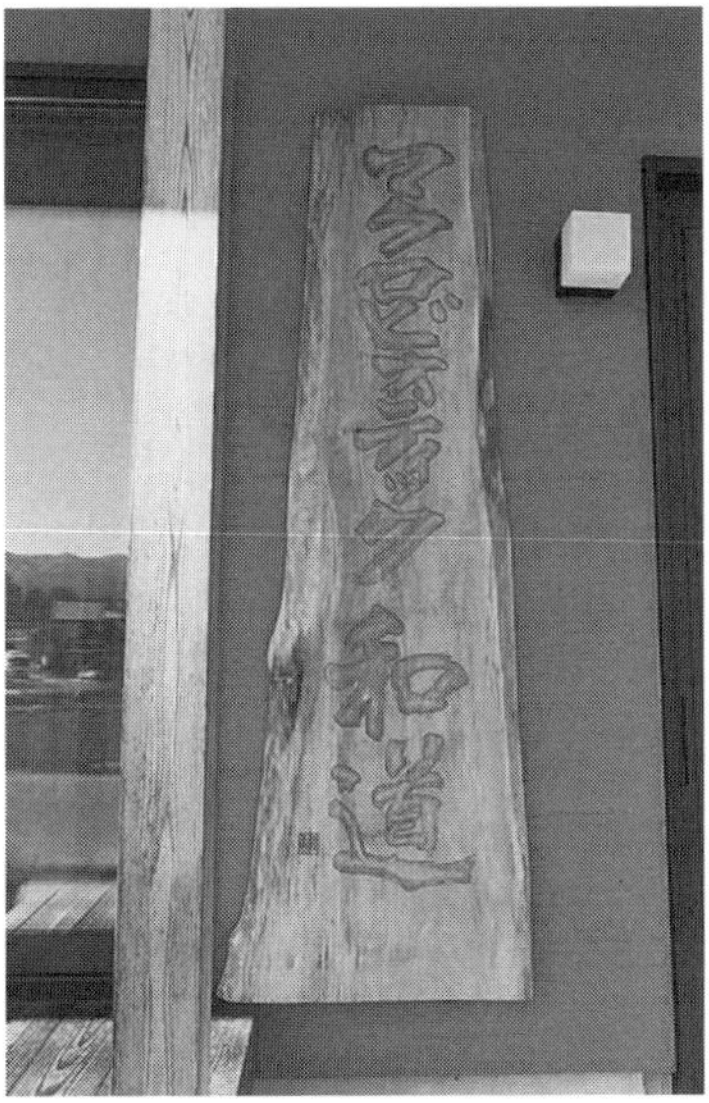

「和道」の玄関にかかげた看板

人は一人きりでは生きていけません。自然の中で生かされ、人々の中で生かされています。二〇年前の私は、マクロビオティックを標榜しながらミクロな食べ方に固執していたことを大いに反省するのです。

とはいえ、マクロビオティックが世間と過去に迎合してしまっては意味がありません。マクロビオティックは自然の中で生かされていることを体感する生き方です。世界を大きく見渡すと、社会は自然との調和を、模索状態にありながらも、すでに歩みをはじめています。ヴィーガンやベジタリアンが世界的に増えているのは、自然との調和が進んでいることの証です。半世紀以上も前にマクロビオティックを提唱した桜沢如一《さくらざわゆきかず》（一八九三〜一九六六）が蒔いた種が少しずつ世界的に芽を出してきています。

マクロビオティックの大きな目的のひとつに世界平和があります。マクロビオティックという言葉が残らずとも平和になればよいのですが、絶対的な平和というものはありませんから、いつかまた平和から遠ざかった時代に、マクロビオティック的な思考法と生活法を継承していかなくてはなりません。

マクロビオティックの特徴は、陰陽という思考法と世界に息づく伝統的な食と生活法をベースにしています。ですから、本来は誰でもどこでも簡単に実践できるものでなくてはなりません。そういう点において、現代のマクロビオティック運動では、多くの人が自然な食を楽しめる環境を整備することが大切だと思うのです。

ルーツは食養の祖・石塚左玄

マクロビオティックは、石塚《いしづか》左玄《さげん》（一八五一〜一九〇九）の提唱した食養をベースとしています。

石塚左玄は嘉永四年、福井藩の漢方医、石塚泰助《たいすけ》の長男に生まれました。石塚家は代々、漢方医を業としてきました。左玄の名は、福井藩出身の志士、橋本左内が命名したといわれています。

明治時代の日本は、脱亜入欧の掛け声のもと、欧米を追随するようになりました。食においても医学においても欧米化の波は止めることができませんでした。

石塚左玄は幼少の頃から慢性腎炎を患っていました。医学を志した石塚左玄は、自らに腎炎があったこともあり、塩に強い関心を寄せていたようです。そのため、食物中のカリウムとナトリウムに着目し、カリウムとナトリウムが夫婦のように働き、補っていることから、「夫婦アルカリ論」を後に発表します。カロリー計算を中心とした栄養学でなく、伝統的な食生活を重要視する食養学を提唱するのです。

明治四〇年には、石塚左玄の主張に共鳴する人たちが食養会を結成します。発起人、協賛者には陸軍大将であった乃木希典や衆議院議員、貴族院議員、伯爵、子爵、男爵、徳川家、宮家など錚々たる人たちが名を連ねていました。

石塚左玄の食養学の骨子は、その後の弟子たちの研鑽もあり、以下のように集約できます（各詳細はおいおい述べていきます）。

①食物は命である
②人間は穀食動物である
③身土不二《しんどふじ》

④一物全体《いちぶつぜんたい》
⑤陰陽調和

数千年と続く日本の伝統的な食生活を、科学的に検証し、後世に残そうとする石塚左玄の姿勢は多くの人に受け入れられたのです。そして、マクロビオティックを提唱した桜沢如一も石塚左玄に大きく影響を受けた一人でした。

桜沢如一は、石塚左玄の弟子であった西端学と後藤勝次郎から食養を学び、自らの病気（結核）を食養で治します。周知のとおり、当時はまだ結核は死の病でした。日本が西欧化にまい進する明治時代に、日本の伝統的な食生活法（食養）によって健康を回復した桜沢如一はその後、石塚左玄の残した食養会で大活躍します。桜沢は、伝統的な食養を伝えていかなくてはならないとの使命感に燃え、陰陽論を発展させたマクロビオティックを提唱するのです。

マクロビオティックは「食養法・真生活法」を西欧へ紹介する言葉として、桜沢如一が一八世紀のドイツでクリストフ・ヴィルヘルム・フーフェラントが使いはじめたマクロビオティック（長寿法）を充てて海外に紹介しました（語源は古代ギリシャ語「マクロビオス」）。

桜沢如一は食養のことを真生活と考え、実践していました。食だけでなく、日々の生活をいきいきとしたものとすることが大事なのです。ただ社会の流れに流されるのではなく、本来の命が輝くような生活が真生活です。真生活はマコトの生活です。

マコトの生活は遺伝子を次世代につないでいく最も大きなものでないかと思います。桜沢自身が言うように、マクロビオティック(真生活)自体は桜沢が編み出したものではありません。神道、キリスト教、仏教、イスラム教、儒教、道教などさまざまな宗教に伝わる真の生き方を現代的にわかりやすく、実際の生活に根ざした方法で示したのがマクロビオティックです。桜沢は過去の教えを実用弁証法（理論と実践が一つになった方法）として現代によみがえらせました。マコトの生活の中興の祖が桜沢如一ではないかと思うのです。

マコトの生活とはシンプルに表現すると「慎み」といえます。マコトのココロと書いて慎み。慎みを忘れた人類は、有難いかな、自然の摂理と自らの作り出したモノによって「慎み」の大事さを思い知らされています。マクロビオティックは中庸な人生を歩む生活法ですから、食の戒律を謳ったものでないことは言葉からもわかります。

マクロビオティックは心身の健康を誰でも実現できる簡素な生活法です。桜沢如一は日本の食養法をベースとした真生活をマクロビオティックとしたのです。人間が心身共に健やかに生きることのできる生活法がマクロビオティックです。

生活は生きた活動です。活き活きとした生き方を実現させるものが生活です。呼吸すること、食べること、排泄すること、眠ること、動くこと（働くこと）、人々と交流すること、自然と交流すること、考えることなど、五感を通して自然環境とつながることが生活ともいえます。

人間の健康は三つの要素の調和から成っています。食、心、体、この三つの調和がとれている状態が健康です。

正しい食べ物を、正しく調理し、正しくいただくことが食の基本です。食は農とつながっていますから、正しい栽培方法が農の基本です。風土に合った伝統的な農法から育まれた食物を日々の食の中心とすることです（身土不二）。

身土不二と一物全体

フードマイレージという言葉があります。フード＝食物、マイレージ＝輸送距離。食物の輸送距離が長くなればなるほど、フードマイレージは多くなります。

日本は世界の中で突出してフードマイレージが多い国と言われます。食糧自給率四〇％以下（エネルギー換算）といわれる日本は、六〇％以上もの食料（飼料を含む）を海外に依存しているわけですから、必然的にフードマイレージは多くなります。

近くで収穫されたものであっても、農薬や肥料に使われる石油や鉱物、機械に使われる石油の消費量が多くなれば間接的に輸送距離は長くなるので、フードマイレージは多くなるというのです。ですからフードマイレージが極めて低い食生活は、身土不二に基づく、世界各地の伝統的な食生活です。

食物が生まれてくるまでに関わる石油や電気などの人工的なエネルギーが増えれば増えるほど、食物の生命力は低くなります。化学肥料や農薬が使われた土では、本来の土の細菌叢が崩されます。土壌細菌の調和が乱れると、食物の生命力が落ちて病気になりやすいのです。それがわかっていながら農薬・化学肥料に頼る農業は、現代社会の縮図ともいえるでしょう。もちろん自然農法・有機農法でがんばっている農家さんもいますが、全体の一パーセントにも至りません。

人もまた、生命力の弱められた食物を食べて、病気になりやすい体になっています。そして、ワクチンや抗生物質、ホルモン剤や栄養剤で命をその場しのぎで誤魔化しているのです。ゴマカシ、マヤカシの社会は長くは続くものではありません。生命力の高い食べ物を食べていなければ、子どもの数はどんどん減ります。フードマイレージが多くなればなるほど、出生率が下がるのを見ても、フードマイレージは食物の生命力の逆指数です。

身土不二の国・日本が世界一フードマイレージの高い国であるというのは現代の皮肉です。これを転ずるのがマクロビオティックな生き方にあるのです。個人の健康と社会の健康は切り離しては考えられません。個人が不健康であって社会が健康（健全）であるはずがないのです。社会は個人の集まりですから、私たち一人ひとりの健康は社会と世界の健康と平和につながっているのです。

マクロビオティックでは身土不二と一物全体を食生活の基本としています。なるべく近くで収穫できる食物、精白したり皮を剥いたりしない食物（一物全体）を中心とする食生活です。肝要なことは、近くでとれる食物をいただいて満足し、全粒の穀物や皮を剝かない食物で満足できる体をつくっていくことです。とはいえ、身土不二と一物全体を絶対主義にしないことも大切なことです。幼少期より動物性食品や白砂糖など身土不二や一物全体からかけ離れた食生活をたっぷりと送ってきた人は、動物性食品や砂糖で造られた細胞をたくさんもっています。陽性な動物性食品で造られた細胞は、陰性な食を欲します。肉食をすると南国でとれる胡椒やコーヒーなどを欲するのには陰陽で見ると理由があるのです。

食生活は本来、感覚的なものです。間違った食生活から抜け出すには観念的に修正する必要はありますが、徐々に五感が澄んで、感覚的なものになっていきます。

身土不二と一物全体の食生活はマクロビオティックの基礎ではありますが、無理をしないことです。食生活の移行期、体質の移行期であっても、湧きおこってくる食欲を否定しないでください。ついつい食べ過ぎてしまった、甘いものばかり欲しくなる、肉が食べたい、といった体の欲求に罪悪感などもたなくていいということです。陰陽のこと、身土不二のことなどを気にするあまり、ストイックになりすぎると、かえって体調を崩したり、家庭の中に不協和音が出てくることが少なくないのです。全てにおいて「ほどほど」がいいのです。身土不二と一物全体も「ほどほど」がいい塩梅《あんばい》なのです。

陰陽の原則では、陰は陽を求め、陽は陰を求めます。陽性な体であれば、食事全体を陰性よりにしたり、寒さやひもじさ等の陰性さを味わって、陰性な気を体に染み渡らせることも大事です。冬に寒さ、ひもじさをたっぷりと味わえば、変な陽性は結構アッという間に抜けていくものです。日々の生活は心身を中庸に至らしめるものでなくてはなりません。

五感は澄んで、身土不二と一物全体の食生活が最高のご馳走と感ずる体が中庸です。何をやっても楽しく、有難く、心の底からポジティブマインドが湧きおこってくる状態です。それでいて、厳しくもあり優しくもある大自然のような懐をもった存在が中庸です。

私とマクロビオティックとの出会い

私は仮死状態で生まれたと、両親や祖父母から聞かされていました。後に母から自分の出生が書かれている母子健康手帳を見せてもらったら、出産の状態が書かれているページに仮死産に〇がしてありました。そして、蘇生にも〇がしてあったのですが、その隣に死産という言葉があり、もしもそちらになっていたら、今はないわけですから、運命というものは本当に不思議なものです。

一五〇㎝に満たない小柄な母親は、頭囲が三六㎝にもなってしまった私を産むのに相当苦労したようです（平均頭囲は三二㎝）。初産の平均分娩所要時間が一二時間と言われますが、母の場合は何と四八時間。約二日間、陣痛に苦しめられていたというのです。二日も母の産道で出るか出ないか、私は地団駄を踏んでいたのでしょうか。母と同様、私も疲労困憊、出産時に羊水を吸いすぎてしまったこともあって、私は仮死状態であったというのです。そして、仮死状態のまま、さらに二日、やっと羊水を吐き切り、はじめて産声を上げたといいます。

私は生まれてすぐに二日間の断食を経験していることになります。そして今、断食指導がライフワークになっているのは宿命のような気がしてならないのです。ともあれ、何とかこの世に生を受けた私は、出産時の影響もあるのでしょうか、身体が弱く、幼少期の記憶に強く残っているのは病院通いばかりであったのです。

私の父は、自分の出生時に自分の母親を亡くしています。私から見れば祖母になるであろう人が、父の出生時に大量出血で亡くなっているのです。

父の母は大の甘党だったといいます。裕福な家であったことから、小さいころから砂糖入りの餡子を毎日のように食べていたそうです。砂糖の陰性さは血液を溶かす力が非常に強いのです。砂糖で造られた細胞は脆く、出産時に大量出血をまねくことは、今になってはよくわかります。

さらに私の祖父は私が生まれる前からパーキンソン病を発病していました。私は祖父と同居していましたが、一度も遊んでもらった記憶がないのです。名前を呼んでもらった記憶さえなく、いつも小刻みに手を震わせ、能面のような表情をしていました。五〇代の祖父はかなりパーキンソン病が進行していたのでしょう。

とにかく私の幼少期から青年期にかけては、命とは何かを否が応でも考えさせられる家庭環境だったのです。

私が一五歳の時でした。父の書棚から『永遠の少年』（日本ＣＩ協会）という本を見つけました。作者は桜沢如一です。父は私より前にマクロビオティックに触れ、その実践の一部を家族の中で実行しようとしていました。

『永遠の少年』はアメリカ建国の父といわれるベンジャミン・フランクリンの一生を、陰陽という目で解説した本です。ベンジャミン・フランクリンが活躍したその理由は、彼の食生活にあるというのが桜沢如一の説です。私は大いに心躍りました。貧しい環境であっても、むしろ貧しい環境であるからこそ、人間は成長していけるとあるのです。

陰は陽に変化し、陽は陰に変化する。万物流転がこの世での理と桜沢如一は言います。その後、桜沢如一の代表的書物『宇宙の秩序』（日本ＣＩ協会）を読んでさらに驚きました。「万物陰陽より成る」とあります。すべては陰陽で解説できるというのは、思春期の私には刺激的でした。すべては遠心性のエネルギー（陰性）と求心性のエネルギー（陽性）によって成り立っていると言います。陰性と陽性が調和して、この世は存在するというのです。

陰性が強くなりすぎれば、物は拡散して無くなってしまいます。陽性が強くなりすぎれば、凝縮して小さくなって、その果てには私たちの目では見えないくらいになってしまいます。私たちが目で見て、手で触れて、存在を認識できるのは、陰陽が調和した状態であるからなのです。

一方で私たちは、肉体という陽性と想像力で代表される陰性な心というものを有しています。心の想像力は、物の形に留まらずに、大きく広く、どんなことでも想像できます。陰性な遠心性・拡散性は私たちの心をどこまでも連れて行ってくれます。月の裏側や太陽系の外にでさえ、想像力は膨らむことができます。

一五歳からは桜沢如一の宇宙観にとりこになりました。とはいえ、実際の生活は貧しいながらの学生生活です。高校時代からアルバイトに精を出し、大学は夜学に通っていました。

一九〇〇年代後半、日本のマクロビオティック運動の第一人者は、桜沢如一の高弟といわれた大《お》森英桜《もりひでお》（一九一九～二〇〇五）です。

大森英桜はマクロビオティックの世界では文章を書かない人で有名でしたが、講演録は数多く出ていました。大森は桜沢の残したマクロビオティックを家族全員で実地に研究した人でした。家族だけではありません。ご縁ある人達に食養指導をし、難病奇病を治したのです。マクロビオティックの医学的側面を体系化したのも大森英桜でした。大森の実績は正食医学といわれ、弟子の私たちがその現代的応用を受け継いでいるのです。

私は二〇歳の時に大森英桜に出会いました。大学二年の時でした。一五歳から陰陽の思考法が身についていましたから、大森から学ぶ陰陽は、乾いた砂に水を撒くように、心身に染み渡りました。大森英桜が亡くなる二〇〇五年まで、私は大森の傍らで約一〇年、学ばせてもらいました。このことが今の私の基礎となっています。大森英桜に出会わなければ今の私は絶対ありません。

これまでの二〇年間の活動

大森英桜に弟子入りしたのは一九九六年、宇宙法則研究会（東京都杉並区、現在休会）に入会した時です。

宇宙法則研究会は大森英桜を名誉会長に、妻の大森一慧《かずえ》と石田英湾《いしだえいわん》（一九三六〜二〇一〇）とが共同代表を務め、役員に伊藤誠、國清拡史、加藤千枝、山本英勝というメンバーで運営していました。

大森英桜の講演会や半断食合宿、妻の一慧が校長を務める一慧のクッキング（宇宙法則研究会の一部、現在休会）の運営を通してマクロビオティックの普及をしていました。

私は宇宙法則研究会に最初は一会員として入会し、その後はボランティアスタッフ、職員、役員、代表補佐という形で関わってきました。会の運営では石田英湾が中心となり、大森の研究してきたマクロビオティックを次世代に継承していく一致団結した組織でした。

大森英桜の助手を務める傍《かたわ》ら、二〇〇〇年に縁あって「こくさいや」（東京都練馬区）という自然食品店を宇宙法則研究会で運営することになりました。「こくさいや」の立上げに際してはマクロビオティックの専門店として開設し、食養指導を中心にマクロビオティックを普及することにしたのです。二〇一六年までの一六年間、代表を務めてきました。

「こくさいや」を中心に食養指導をしていく中で、いろいろと考えることが出てきました。食養による体質改善は、その実践が伴えば、大きな力となっていきます。難病指定である膠原病やリウマチが改善したり、進行性のガンから回復する人もいます。しかし、食養の実践が伴わなければ、難しい場合も少なくないのです。

三〇歳を過ぎたあたりから、何かもう一歩踏み込んだ指導をしなくてはと考えるようになります。そんな時に出会ったのが、「はじめ塾」（小田原市）です。現在のはじめ塾は三代目の和田正宏が運営していますが、私が最初に触れたのは初代・和田重正著『もう一つの人間観』（地湧社）です。私の中では桜沢如一とならぶ二大巨頭・和田重正（一九〇七〜一九九三）の代表作です。

「人間にとって一番大事なことは本気で生きることでしょう。（中略）本当の本気ほど大事なことはありません。本気を出しているとき、その人は幸せだからです」（『もう一つの人間観』より）。

人間の欲の根本を突き詰めると食に行きつきます。桜沢思想と和田思想には共通点と共鳴点が多いのです。

二代目の和田重宏には「こくさいや」に講師としてお越しいただき、大きな学びをいただきました。はじめ塾が持つ山の家・市間寮にも子どもの合宿や大人の合宿で参加させていただき、和田重宏先生からは今も学ばせていただいています。

その後、はじめ塾が市間寮で開催する夏合宿に、私の実践する半断食を取り入れてもらい、今も毎夏、子どもから大人までの半断食合宿を開催しています。これは、桜沢如一の弟子である田中愛子（一九二五〜二〇一八）が毎夏、はじめ塾で、玄米合宿と称してマクロビオティックの合宿を行っていたご縁から、私にも声がかかったのです。晩年の田中愛子先生と一緒にはじめ塾で合宿ができたことは一生の想い出です。

和田重正の思想と実践との出会いから、マクロビオティックの道場を開こうと決意します。二〇一一年でした。この年に起きた東日本大震災で生き方の変化に加速がついたのも大きな後押しになったと感じています。

二〇一二年には郷里に戻り、道場開設の準備を始めますが、同時に桜沢如一がマクロビオティックを普及するために創設した日本CI協会で講師を務めることになります。当時の会長であった勝又靖彦（一九四〇〜二〇一七）から声をかけていただいたのです。勝又会長は桜沢如一の最後の弟子の一人です。大森や石田とも親交深く、桜沢亡き後の日本CI協会を長年にわたって支えてきました。

そして二〇一四年、郷里の富岡市（群馬県）で「マクロビオティック和道」を開くことになります。半断食合宿をライフワークに、現代人の体質に合わせた合宿や個別指導を行っています。

歩くのもままならなかったリウマチの人が普通に歩いて生活できるようになったり、ガンの腫瘍が数カ月で小さくなったり、脳症で脳機能が低下していた人の脳機能が改善し読み書きができるようになったりと、一般の社会では奇跡と思えるようなことが、マクロビオティックの生活の中から実現していくのです。

マクロビオティックは大きな生命観に基づく生き方ですから、その中には必然的に医学も入ってきます。生老病死、人は誰でも、生まれたら、老いて、病んで、死んでいきます。いかに健康的に生きたとしても、病まずに旅立っていくことは、なかなかできることではありません。

自然治癒力を高める正食医学は、私の師である大森英桜が生涯をかけて研究したマクロビオティックの医学です。身近な食物で病を癒す術ですが、その根本に陰陽があります。症状を陰陽で見分け、その対処を陰陽それぞれの食物を使って対応します。陰性の症状には陽性な対応、陽性な症状には陰性な対応。とてもシンプルです。

桜沢如一は陰陽を実用弁証法といい、誰でも簡単に活用できるものを目指しました。病気を自分で治すことができなければ、人はいつまでたっても自立することができません。むしろ、病というものは、その治る働きとして症状を呈しているわけですから、治ることが自然なのです。治る力は自然治癒力以外にありません。自然治癒力を最大限に引き出し、導くのが陰陽であるのです。

体の五感（味覚、嗅覚、聴覚、視覚、皮膚感覚）は本来、陰陽を調和させうるものです。病が進行してしまっている状態では、この五感が鈍ったり狂ったりしてしまっているのですから、まず大事なことは本来の五感を取り戻すことです。

そして何より、病は心を不安定にします。心配と不安は自然治癒力を阻害する最たるものと言ってもいいでしょう。大森英桜は、病人の不安を取り除くのが正食医学における最初でかつ最も大事なことだと言いました。不安が取り除かれれば、治療は七割方進むとも言うのです。

私の経験からも不安と心配が払拭されれば、病は治ったといっても過言ではありません。病と向き合いつつ、霧が晴れていくように、心配と不安が取り除かれていくというのが実際です。心は体であり、体が心である、というのを教えてくれているのが病気であるのです。病気とは何と有難いことでしょう。病を経験せずに本当の健康のありがたさはわかりません。正食医学の根本に大きな生命観に立ったマクロビオティックがなければ、本当の意味での治癒には至らないように感じています。

マクロビオティックは誰でも簡単に実践できます。陰陽の基礎は一日でわかります。陰陽の目で、ただ自然に生きることがマクロビオティックです。しかし、陰陽両極端、さまざまなものが入り込んでしまった現代にあっては、この簡素な陰陽が逆に難しい。

妄信せず、よく咀嚼し、一日一日を過ごしていけば、いつの日かマクロビオティックな生き方になり、自然と病は癒えているものです。心身一如、体が自然な食で満たされれば、心は晴れて、陰陽ほどやさしいものはないと感じるようになります。

桜沢如一が世界に蒔いたマクロビオティックの種

桜沢如一が世界に蒔いたマクロビオティックの種は、世界各地で根付き、これから花を咲かせようとしています。

二度の世界大戦が勃発した一九〇〇年前半。いち早く世界に飛び出していた桜沢は、西欧諸国が世界を席巻するのを目の当たりにします。現代につながるグローバルスタンダードの実態を誰よりも早くに見抜いていたのが桜沢如一ではないでしょうか。西欧諸国と日本の現状をよく理解していた桜沢はマクロビオティックを世界平和運動にまで高めました。

第二次世界大戦後には弟子を世界に派遣し、健康＝平和運動としてのマクロビオティックを展開したのです。

その先陣を切ったのが久司道夫（一九二六～二〇一四）です。一九四九年にアメリカに渡った久司は夫人のアベリーヌ（ＰＵネーム）とともに自然食を普及しつつマクロビオティックの考えをアメリカに根付かせるのです。

ちなみにＰＵネームというのは桜沢がつけたマクロビオティック独特の名前です。桜沢に薫陶を受けた近しい弟子たちが、桜沢からもらった名前です。無双原理のフランス語（Principe Unique）の頭文字をとってＰＵ。

久司と同じ頃アメリカに渡ったヘルマン相原（ＰＵネーム）は、久司がアメリカの東海岸のボストンを中心に活動するのに対して、西海岸のカリフォルニアでＧＯＭＦ（George Ohsawa Macrobiotic Foundation）を設立しマクロビオティックの普及に尽力します。

一九七七年に民主党の大統領候補にもなったジョージ・Ｓ・マクガバンが「アメリカの食事目標」として定めた「マクガバン・レポート」に、マクロビオティックの理論が参考にされたといいます。

一九九九年にはアメリカでのマクロビオティック運動が認められ、米国国立歴史博物館「スミソニアン」に、久司道夫のマクロビオティックの代表的な出版物や資料が保存されたのです。

大森英桜も久司道夫と交流があり、一九七〇〜八〇年代には久司の招きで大森も渡米し、アメリカ各地で講演をしています。二〇〇五年に大森英桜が亡くなった時、最初に弔問文を直筆で送ってくれたのが久司道夫でした。

一九五五年には菊池富美雄（一九二六〜二〇一九）がブラジルに渡り、マクロビオティック運動を展開します。サンパウロを拠点に南米で普及活動を行うのです。その後、菊池はサンパウロの名誉市民に称えられるほどの功績を残します。菊池の妻・ベルナデット（ＰＵネーム）の陰ながらの支えがあってこそ南米でマクロビオティックが普及したのです。

菊池は来日の度に、交流の深かった石田英湾の主催で講演をしていました。私も石田先生とのご縁から菊池先生と交流させていただき、菊池と大森の対談講演を企画したこともあったのですが、日程調整ができずに実現できなかったという悔しい思い出があります。菊池と大森は、まだ菊池がブラジルに渡る前には直接交流があり、菊池の生地である栃木で大森は菊池の主催による講演をしたことがあると生前語っていました。

桜沢の蒔いた種は、日本全国から世界各地に及びます。

国内では東の日本CI協会（東京）、西の正食協会（大阪）を中心に、全国各地で展開する自然食品店がマクロビオティック運動を担ってきました。

世界ではフランス、ベルギー、アメリカ、ブラジル、インド、ベトナムで桜沢と弟子たちの活動によって現在までマクロビオティック運動が続いています。

現在、マクロビオティック運動は桜沢如一を第一世代とすると、第二世代の弟子たちの活動から、私たち孫弟子の第三世代に移ろうとしています。

桜沢とその弟子たちの苦しくも愉快で楽しいマクロビオティック運動を第三世代の私たちがどう受け継いでいくか。マクロビオティックは固定的な食事法や生活法ではなく、その人の状況に合わせた柔軟的な食と生活です。陰陽の考えを基に、世界各地の伝統的な食事法と生活法を基本としています。陰陽の考えは世界のどこでも通用するものです。

私は大森の他に、桜沢の弟子の人達に触れさせていただき、その誰もが人生＝マクロビオティックなのです。陰陽の世界に生きて、中庸な生き方を実践しているのです。これはマクロビオティックに限ったことではなく、どんな世界にも共通することですが、次世代に引き継いでいくことは、現世代がその人生に熱中することだと思うのです。最高の教育者とは心に炎を灯す人だと言われる所以《ゆえん》です。

大森は生前、「たったひとつの種を残せば、そこから根が出、芽が出て花が咲く。僕もたったひとつの種を、マクロビオティックの種を残そうと全身全霊なんだよ」と言っていたのが忘れられません。

第I部
自然治癒力

第1章 噛むことが食養健康法の基本

人生で最も大切なことの一つに咀嚼力があると思います。
食べ物をじっくりと味わう本当の咀嚼の力こそが、
物事を深く考える咀嚼力にも繋がっていると思うのです。

「人は食べ物のお化け」？

「マクロビオティックをやっている友人が、すぐこの食べ物は陰だとか陽だと言って、神経質に選ぶのを見ていると、ちょっと気が引けてしまうのよね。戒律の厳しい宗教みたいな感じで……。」

こういう意見をときたま耳にしますが、これこそがマクロビオティックに対する極端な誤解というものです。

現代の人達は結果を早く求めすぎるように感じています。ゆっくり変わっていけばいいのです。自分の先入観や固定観念で、あるいは自分の欲求まで否定して、これがいいとか悪いとか頭で判断しすぎるのは、かえってよくない場合が多いのです。

望診《ぼうしん》といって、顔や体の状態から体の内部を診る、東洋の伝統的な診断法があります。詳しくはおいおい述べていきますが、桜沢如一は望診の達人でした。初対面の人でもその人相を一目で望診し、普段どんな食べ物を好んで食べているか、体質はどうか、体のどこに変調をきたしているかなど、ずばりと見立てたのです。だから桜沢は、「人は食べ物のお化け」とストレートに表現したのです。

人（動物）は食べ物によって生かされています。一生涯、一切の食べ物を食べずに生きる人はいません。食べ物の質が私たちの体質を決めます。ここでいう食べ物とは、今現在食べている食べ物だけではありません。両親やご先祖が食べてきた物も体質に大きな影響を与えています。両親やご先祖の食べてきた物と今私たちが食べている物の質と量が絡まり合って、私たちの体質が形作られています。

「日本の女性は世界で一番美しい。一〇代では外国の方もきれいだけれど、二〇代、三〇代以降になると圧倒的に日本人の方がきれいだと思います」

上皇后・美智子妃のデザイナーを務めたことで有名な故植田いつ子さんの言葉です。とても興味深い発言だと思いますが、実際のところ、そのように思う人は日本人のみならず外国人にも多いのではないでしょうか。

日本の女性が年を取ってもきれいであるということは、外国と何が違うのだろうかと考えると、やはり食が違います。私たちヒトを含めた動物は食物を通して土、水、光（太陽）の力をいただいて生かされています。お米は一般的には水田で作られます。お米は水田のエネルギーをいただいて育つわけですが、水田は畑と違って水を溜めておくことができるすばらしい力をもっています。

水田の土は保水力のある強い粘土質です。この水田からできるお米はとてもすばらしい保水力を持っており、さらにそれを主にいただく日本人の肌（細胞）は保水力があり瑞々《みずみず》しいと考えられるのです。植田さんの発言を新聞で読み、私は即座に日本人の主食であるお米と日本人の美しさに思いが巡ったわけです。

お米だけでなく、水田でできるれんこんや水田ごぼうにも肌の保湿力をアップさせる力があります。化粧品のうたい文句でも多くのものに、「肌に潤いを持たせ」とか「お肌の瑞々しさをよみがえらせ」などと書かれています。瑞々しいということは美しさの必須条件であるわけです。

瑞穂の国といわれる日本の風土はまさに瑞々しく、美しい女性を産み育てる風土なのです。この日本の風土から作られたお米をいただくことが本当の美しさを醸しだすと、あらためて思ったのです。今や世界の健康食とも言われるお米を中心とした和食は、本来あまり動物タンパク質を摂りませんでした。日本女性の瑞々しい美しさは、昨日今日につくられたものではなく、千年以上の歴史によって育まれたものでしょう。

ところが戦後、日本人の食生活は急激に洋風化していきました。そして若い世代ほど肉を好んで食べます。食生活が西欧化したことで、特に戦後生まれの世代の私たち日本人の肌はずいぶんと荒れたものになりました。

肌だけではありません。体の内部にも様々な不調を頻発させています。今や日本人の国民病ともいえる生活習慣病・ガンや糖尿病は、西欧化した食生活が大きな要因になっています。西欧化の食生活の代表が習慣的な肉食です。昭和三〇年以前の日本人の食生活では、習慣的な肉食は一般的ではありませんでした。

序章でも触れましたが、一九七〇年代後半、米国で出された『マクガバン・レポート』は有名です。当時の上院議員であったジョージ・S・マクガバンは、連邦政府と議会に「食習慣を変えなければ、肥満人口が増え、多くの国民がガンになる。その結果、国民医療費の増大により国家は破産する」とレポートで警告しました。

そしてマクガバンは、「一九六〇年以前の日本の食生活が理想的である」とも言っているのです。これはアメリカでマクロビオティックの普及に尽力した久司道夫やヘルマン相原の地道な活動が、アメリカ人の食生活を大きく変える力になった一つの現れです。

現代の肉食は様々ありますが、日本で多く食されているのは家畜の肉です。人工的に生産効率が高められた家畜の肉でなくては、多くの人が食べられる量を供給できません。そこで養鶏にはケージ飼いが普及していきます。狭いケージの中にニワトリを入れて、食べて飲ませて卵を産ませます。ニワトリにとってはもの凄いストレスの強い飼育法です。人間であれば一生涯カプセルホテルに閉じ込められているようなものです。

酪農においても、牛本来の食性である草を主たるエサとするのではなく、穀物を食べさせ、さらに成長を促すホルモン剤を使用されているのが一般的といわれます。

多くの現代病（生活習慣病）は、そうした食べ物を原因としていると言っても過言ではないのです。人工的に作られた食品はよく噛むことが難しいものです。一方、自然に作られた食物は「よく噛む」ことができるのです。ストレスの多い生活環境にある人は、とかく早食いや暴飲暴食をしがちですが、「よく噛む」ことでそうした食習慣を改めることができます。それが予防の第一歩です。

「噛む」はまさに「神業」

食養の祖・石塚左玄は、人間の歯に着目しました。

三二本の歯の内、二〇本は臼歯、八本が切歯、四本が犬歯です。

臼歯は、字の通り、臼のような歯ですから、穀物をよく噛んできたと考えられます。切歯は野菜や野草に対応する歯と考え、犬歯は魚や肉に対応する歯と石塚左玄は考えました。

これらの歯の構成からも、石塚左玄は、人間は穀食動物であると論じたのです。

人間は加熱調理の技術を獲得したことで脳が進化したのではないか？　という研究が最近注目されています。

マクロビオティックの世界では、人間が万物の霊長となった所以《ゆえん》として「噛む」ことと「加熱調理」をあげています。生物の歴史をみても人間の祖先は食物を噛んで噛みしめてきたことがよくわかります。

数百万年前、人間の祖先は恐ろしい肉食獣に食べられないよう身をひそめて生きていたようです。食べ物も他の動物が食べるような柔らかいものではなく、他の動物が食べない固いものにしかありつけなかったのです。固いものしか手に入らない状況では、否が応でも噛んで噛みしめるしかありません。

噛んで噛んで噛みしめた結果、人間は様々な力を身につけました。歯は脊髄につながり、脳につながっていたため、噛むことで人間の一大特徴である脳の発達を実現させたのです。

噛むことで脳の発達が促されたわけですが、その他にも一大特徴として言葉を獲得したことがあげられます。徹底して噛むことで口腔内に、他の動物と比べても大きな空間が形成されました。舌を上下左右しなやかに動かすことができるようになったのです。舌の活動が広がったことで声帯の活動もしなやかに広がりました。「はじめに言葉があった」とは聖書の言葉です。人間が人間として立ったとき、同時に言葉があったのです。

人間は、噛むことで脳を使った能率的・合理的な生き方を獲得しました。火を恐れずに効率的に使用するようになったのも、噛んで脳が発達したお蔭です。

火を使って調理することにより、効率的に栄養を摂取することもできるようになりました。そして、火食により食の陰陽の幅が大きく広がったのです。人類の活動範囲が世界中に広がり文化を発展させたのも、火を使って生き方の陰陽の幅が大きくなったからではないでしょうか。よく噛むと、唾液が十分に出ますから病気の予防にもなります。

私のマクロビオティック和道（道場）では、半断食に参加された方に、玄米がゆをよく噛んで噛んで召し上がっていただきます。カムはカミにつながる行為であり、「噛む」はまさに「神業」だと深く実感しています。毎年春と夏には、子どもたちを集めて健康学園（マクロビオティック合宿）

を開いていますが、食事前には桜沢先生の作られた「かめよ」の歌を皆で歌ってから合掌して食事をします。

かめよ　かめよ　よくかめよ
かめよ　かめよ　かめよ
からだが　つよくなる

よくかめよ　たべものを
かめよ　かめよ　かめよ
からだが　つよくなる

時には皆で一口何回噛めるかなど、楽しみながら食事をすることもあります。子どもは本質的に競争心を持っています。何回噛めるか？なんてひと言子どもたちに投げかけると、子どもは競って静かに黙々と噛み続けます。ピーマン一切れを二千回以上噛んだ子もいます。

食物を噛めるということはすばらしい能力です。噛めば噛むほど細胞は整序化し、臓器の能力は高まります。歯は中枢神経にもつながっていますから自律神経も安定化させます。何より歯と脊髄は密接に連携していて、脊髄の末端である脳が驚異的に発達します。

子どもは本来、競争することが好きです。これは否定しようのない事実です。だからこそ教育で競争心をあおるのではなく、競争心をおさめることが重要なのです。全粒穀物を中心としたマクロビオティックの食事は必然的に噛む食事となります。噛むことで思考力、行動力、判断力が培われます。健康学園に来ている子どもたちが静かに正坐（瞑想）をすることもできれば、しっかり活動（掃除、食事の準備、遊び）することもできるのを目の当たりにします。静動あわせ持っていることに感心します。

一方で、「あまり噛まない方がよい」という意見もあります。噛みすぎると胃の働きが低下するというのです。マクロビオティック陰陽に観るとこの意見もまったくの間違いというわけではありません。

マクロビオティック陰陽については別章で詳しくお話ししますが、噛むことは身体を陽性化させます。餅も搗《つ》けばつくほど陽性になります。陽性過多の人は噛めない、という傾向があります。噛むなんて煩わしい、という人はかなりの陽性です。「よく噛んだ方がいい」という助言さえ聞かない、人の言うことを聞かない、というのも陽性過多の証拠です。

そんな陽性な人は噛むことはできないし、必要ないのです。噛まなければならない固い陽性なものを食べるよりも、そうめんにトマト、きゅうりで十分なのです。

生活は陰陽入り混じったものです。私たちの日々の体調も陰陽入り混じっています。よく噛むことと、それほど噛まないこと、季節や体調、食べるもの、その時の状況に応じて柔軟的に対応することです。真夏にみんなで流しそうめんをするときに、ひとりよく噛んでいても楽しいものではありません。

「慎み」の心と体

友人から聞いた、彼女の息子についての話です。友人は、息子が高校生の時にマクロビオティックを始めたのですが、息子は肉抜きの食事ではどうしても満足せず、毎日、肉を求めてくるというのです。そのため、友人は息子のために肉料理を作りながら、自分一人マクロビオティックを続けていました。

マクロビオティックの料理教室に通って腕を磨きましたが、植物性の料理では息子を満足させるマクロビオティック料理を作るのはなかなか難しかったといいます。

息子はハンバーグが大好きで、週に数回はハンバーグを食べないと気が済まなかったといいます。友人は息子が小さいときから手作りハンバーグや冷凍ハンバーグを使って頻繁に食卓に出していたようです。幼少期の食は生涯を通じて味覚に大きな影響を与えます。彼の身体にはハンバーグから作られた細胞が大勢を占めていたのでしょう。

その息子が大学生になった時、友人はいつも作り続けていたハンバーグに大豆グルテンを一割ほど混ぜてみました。息子はいつものハンバーグだと思って食べています。友人は一割くらいならばわからないものだと考え、その後は植物性グルテンを一割混ぜたハンバーグを出すようにしました。それから半年ほど過ぎた頃、植物性グルテンの量を二割に増やしてみたのです。それでも息子は気づきません。

そこで友人は、壮大な計画を立てました。五年かけて息子の舌がマクロビオティック料理をおいしく感じるように頑張ろう、と。息子の要求を否定せず受け入れて、かつ、さりげなくマクロビオティック的な料理も食卓に供する。食べるか食べないかは本人の判断。ハンバーグの植物性グルテンの割合は半年毎に一割増えていきました。

五〇%植物性ハンバーグになっても息子はわからず、おいしそうにハンバーグを食べていたといいます。その頃には、以前は嫌がって食べなかったマクロビオティック料理にも箸が伸びるようになっていたというのです。

壮大な計画は続きました。そしてついに息子は、一〇〇%植物性グルテンのハンバーグを、肉のハンバーグだと思って食べるようになったというのです。友人はそのことを息子に明かしました。五年かけて肉のハンバーグから植物性のハンバーグになり、食卓の料理がマクロビオティックになっていたのだと。息子は驚きました。だけど、うれしかった。マクロビオティックを無理強いするのではなく、気長に自分の口に合う料理を研究してきてくれたことが何よりうれしかったというのです。

マクロビオティックは、自分の始められるところから始めたらいいのです。砂糖を減らす、肉食を減らす、季節の旬の野菜を摂るように心がける、そんな小さな一歩を続けていくといつの日か体と心は変わっていきます。そういった小さな行動も、ある意味においては慎みの行動といえます。

私自身も食べすぎを嫌というほど経験したからこそ、少食という慎みの大事さを知りました。虚弱であった幼少期があったからこそ今があると、心から病弱であったことに感謝できるのです。

慎みの最初であり最大のものは動物食から離れることでしょう。動物食はそのもので「むさぼり」であるのです。もちろん、環境と体質によっては動物食をしなければ命をつなげないこともありますから、絶対ということは言えないのですが、それでも必要以上の動物食は必ず何らかの問題を発生させるものです。

私の師である大森英桜は、陽性な人間が陽性な動物を食すことは宇宙法則違反とも言いました。宇宙の秩序からみたとき、陽と陽は結ばれず反発します。現代人のかかえる多くの病気は動物食から引き起こされているものが大半だと言います。ヒトは何兆億もの細胞と血液の循環によって生かされていますが、不安、恐怖、焦りなどの心理状態も、動物食から造られた細胞と血液が招くものだというのです。

だからといって肉大好きな人が、明日から肉なしの食事と言われたら死んだほうがましと言うでしょう。特に若い人たちや運動量の激しいスポーツ選手は肉食がパワーの源と思い、肉を食べないと力が湧かないと言ったりします。しかし若いうちはともかく、年老いてからの健康維持を考えるなら、肉食を少しでも減らしていく努力は必要です。

牛肉は食肉一kgを生産するのに穀物一〇kg以上をエサとして消費しなければならない、といわれます。牛肉はエネルギーにおける最大の大食食品です。牛以外の動物食はどれも植物食に比べてエネルギー効率の悪い大食食品といえます。

洋の東西を問わず、今ほど動物食が浸透した社会はかつて存在しませんでした。人間の食物の歴史は植物に支えられてきました（狩猟した野生動物を食べていたにしても、それはときたまの御馳走でした）。その証拠に特に日本人は植物からタンパク質を生成する能力がとても高いのです。タンパク質がほとんど含まれていない海藻からでさえタンパク質を生成してしまうというのです。

タンパク質なき食物からタンパク質を生成してしまう能力は私たちの腸内に住みつく腸内細菌の力と、オートファジーというタンパク質を自己再生させる遺伝子などの働きによります。人間だけでなく、すべての草食動物の腸内細菌はタンパク質なき植物からタンパク質を生成する力を持っています。陰性を陽性に変えることのできる腸内細菌を、肉食動物を除いたすべての動物が持っています。

オートファジーは飢餓状態によってその能力（体内のタンパク質を自己再生する能力）を高める

ことがわかっています。ですから、動物食は高カロリー食ですから、オートファジーの力を低めることはあっても高めることはないのです。

腸内細菌もオートファジーもみずからの力を最大限発揮できずにもがき苦しんでいます。現代の人間も同様に、力を出し切ることができずにもがき苦しんでいるのではないでしょうか。このもがき苦しむ相（スガタ）が心身に現れたのが病ではないかと思うのです。陽と陽は結ばれず反発し、その反動として心身に病が現れている。

動物食を広く多くの人に行き渡らせるためには化石燃料の大量消費があってこそ成り立ちます。そして、化石燃料から生成された人間にとっての毒物が動物食に蓄積されていたのです。家畜の多くが化石燃料を原料とした成長ホルモンと抗生物質漬けになっていたのです。現代人の難病奇病は、動物食から間接的に摂取した化石燃料を原料とした化学合成物質でないかと私は考えています。

江戸期や明治期に日本を訪れた欧米人は、庶民の食事がきわめて粗食にもかかわらず、米俵を二表も持ち上げるだけでなく、持久力のあることに驚嘆しました。その源は白米ではなく、玄米食にあったのです。

繰り返しますが、マクロビオティックでは肉食を禁じているのではなく、人間本来の体の仕組みからして、タンパク質を摂るにしても植物由来の食事が合っているということなのです。無理のない「慎み」の心と体も、食べ物がつくりだすものです。

スバラシイ、オモシロイ、ユカイな一生を

キリンの特徴は首が長く、高い木の上の葉まで食べることができることです。ゾウはその体の大きさから、肉食動物に襲われることは少なく、草食動物の王様的存在として君臨しています。人間の肉体的特徴は他の動物と比べて顕著なものはありません。しかし、人間は二足歩行となったことで、他の動物にはない大きな脳を獲得して、火をあやつり、物を作り出し、食物を栽培するという一大特徴を持つに至りました。

ヒトの特徴は歯と口腔内にあります。食べ物をよく咀嚼できる歯と、舌が自由に動く口腔を持ち合わせている動物は、人間以外他にいません。噛むことは脳に血液を上げるポンプです。人間は食物を徹底して噛むことで脳を発達させてきました。

言葉の発達は、文章を書くということがどれほど強く後押ししたか想像に難くありません。人間は文章を書くことで次世代に叡智を引き継ぎ、脳の発達を積み上げてきました。歩くということも人間の脳を活性化させる最も重要なことです。

人間は噛むこと、歩くこと、書くこと、これらの作業をとおして脳を活性化し、人間同士のコミュニケーションを円滑にしてきました。ところが超高齢化社会を迎えた現代の日本では、コミュニケーションがまともにとれなくなる認知症の人が急増しています。二〇二五年には七〇〇万人を超える

と予測され、二〇五〇年には一〇〇〇万人を超えるという予測もあり、大きな社会問題です。

認知症は「噛む、歩く、書く」ことが三大予防策です。

噛むことは脳の血流を促す他に、唾液の分泌を活性化させます。唾液はホルモンと連動して、唾液腺が刺激されて活性化すると、ホルモンの分泌も盛んになります。脳内ホルモンも他の体内ホルモンと同様、唾液との関係がとても深いのです。唾液がよく出る人は認知症にもなりにくく、ドライマウスや口内炎ができやすい人は脳や体のホルモンも少ない傾向にあります。

唾液がよく出て、脳内ホルモンも活性化されていると、人間は未知へ挑戦する心が大きくなります。人間だけでなく、多くの動物も、年をとると保守的になってくるのは、脳と体のホルモンの影響が強いといわれます。逆に、年をとっても新しいことへ挑戦したり、知らないことを学ぼうとすることは、脳内ホルモンを活性化させて、認知症を予防します。

「噛む、歩く、書く」ことを続けていると、それ自体が瞑想になって、心が休まります。心が休まると、体と心の間合いが調《ととの》うのです。噛むこと、歩くこと、書くことが楽しくなり、日々の生活の一部になるのです。生活は生きた活動ですから、「噛む、歩く、書く」ことは生活そのものです。

歩くことは一人でもできますが、家族、友人、隣人と歩くこともまた、とてもよいものです。一人歩きの楽しさもありますが、ドイツの格言に「よき道づれがいれば、どんな道も遠くない」とあるように相方歩きの楽しさもまたよいものです。

書くことは、創作文でもよいのですが、写経でもよいのです。写経はお経を写すことが本来ですが、気に入った文章ならば何でもよいと思います。私の師の石田英湾はホツマツタヱのホツマ文字四八字を毎日写経していました。般若心経や古事記も写経するのに適しています。

もちろん日記もよいのです。数年前に九一歳で亡くなった祖母も毎日、日記を書いていました。亡くなった後、日記を読み返すと、血の繋がらない私を気にかけてくれていたことがよくわかり、目頭が熱くなりました。

認知症を予防することは、人生を心の底から楽しむことです。

「スキなことをタンノーするほどやりぬき、スバラシイ、オモシロイ、ユカイな一生を送る。そしてスベテの人々に永く永くよろこばれ、カンシャされることである」（桜沢如一）

マクロビオティックの生活法を続けていると、桜沢先生のこの言葉が身に染みてきます。

「噛む、歩く、書く」

たった三つのことを自らの意志で行ったならば、人生は開けていくのではないでしょうか。

老いは腸からやってくる

老いは足から来る、とよくいわれます。たしかに、お年寄りが膝をまげて歩く姿は、老いの現象として特徴的です。足が上らなくなって、低い段差につまずいて骨折して入院、それが寝たきりの原因になったという話もよく聞きます。

見た目の老化現象は足に現れますが、正食医学の観点から言えば、「老いは腸から来る」ものです。足腰が弱るのはその結果です。

腸が若々しければ体もまた若い。

小腸には絨毛という細かい毛が無数に生えています。土から栄養を吸収しようとする植物の根のように、私たちの腸には、食べ物から栄養を吸収して血液を作り出すための絨毛が生えています。この絨毛がすり減っていくのが老いです。ゆるやかにすり減っていくのは自然な老いですが、急激にすり減るのは病気です。

小腸の絨毛が急激にすり減るのには理由があります。体に溜った毒素や老廃物を排泄するのに一時的に絨毛が短くなると考えられています。食べ物の栄養の吸収を弱めて、体の排毒と排泄を優位にさせているのです。これ以上いろんなものを取り込むのでなく、断捨離をしたいという体の声です。

体の声に素直に従って、腸を休めてあげれば、絨毛はまたよみがえってきます。

ひっきりなしに食べていたら、腸は休む暇もなく、睡眠中でも働かざるを得ません。暴飲暴食したから胃腸薬を飲んでなどというのは医薬品会社に貢献するだけで、胃腸はますます正常な働きを止めて、そのうちストライキを起こします。

植物も枯れたり腐ったりしても、土の状態がよくなれば、根がよみがえって、再び緑を取り戻します。胃腸はまさにその土壌です。

小腸の絨毛が生い茂っていたら、一汁一菜の食事でも健康な体と心を生み出すことができます。むしろ、動物性食品や白砂糖、人工甘味料などの高たんぱく、高糖分の食事では、小腸の絨毛はすり減って、造血力を低下させます。白血病や悪性リンパ腫などは血液の病気ですが、血液を作り出す腸の病気だというのが、食養の考え方です。

小腸の絨毛は、生える状態にならなければ、しっかり生えてこないのです。体の毒素がある程度無くならなければ、造血の体にはならないのです。すり減った絨毛を再生させるには、断食や半断食が極めて有効です。断食や半断食で胃腸を休めてあげると、小腸の絨毛は再生しやすくなります。

とはいえ、単に食を断つだけで絨毛が再生されるわけではありません。お腹を温めること、姿勢を正して深い呼吸をすること、深い睡眠をとること、体をよく動かすこと、唾液の分泌を促すことなどを実践していくと、小腸の絨毛は短期間のうちに再生してくるのです。小腸の絨毛を伸ばすことは、簡単なことなのですが、いざ実践となると、なかなか難しいものです。

人間は、そこに喜びを感じると、継続的な実践を苦にしなくなります。日々の生活で絨毛を再生させる習慣を身につけると、大きな病気を決して患わなくなります。この習慣が世界各地に伝わる伝統的な食べ方と生き方にあります。断食が世界中で伝統的に継承されている理由は、そこにあります。

日本人であれば日本の伝統的な食と生活で小腸の絨毛は活性化してきます。老いによる絨毛減少も、伝統的な食と生活を実践していると、とても緩やかです。腸のことを、お腹といいます。「おなか」は「お中」ですから、私たちの中心です。お腹ほど大事なものはありません。中心がしっかりしていなくては何事もうまくいきません。

昨今の夏は、毎年のように酷暑・猛暑です。毎夏、私たちは中からも外からも随分と体を冷やしています。そのつけが秋になって出てくるのですが、ある年、東京のある小学校では、二学期早々にインフルエンザが流行して学級閉鎖になったようですから、夏に冷やした腸が秋口に早々に悲鳴をあげたのではないでしょうか。

腸には免疫の七割が集まっていると言われます。免疫力は体温に連動しています。平熱の体温が高ければ免疫力も高く、低ければ免疫力も低いのです。一説によると、一九五〇年代の日本人の平均体温は三六・八度あったのが二〇〇〇年代には三六・一度まで低下しているようです。〇・七度も下がったら、免疫力はものすごく低下します。

私はマクロビオティックの実践で体温は高くなり、一九五〇年代の人たちと同じくらいの体温です。有難いことに、道場（マクロビオティック和道）に来られる皆さんと半断食を実践したり、呼吸や運動をしっかりすることで、昔は時々ひいていた風邪も、ここ何年かは全くひかないのです。

そのため、体調不良で休むことなく、一年三六五日、本当に楽しく過ごせているのです。

わが家では家族みんなでマクロビオティックを実践していますが、小学校高学年以上の子どもたちは、友達付き合いや部活や課外活動などでの外での食事については自らの判断に任せています。

マクロビオティックは、食事だけでなく全てのことにおいて自由であることが最も大事だと考えています。そもそも、わが家の子どもたちは自らの判断ではなく、わが家の子どもに生まれたがゆえに食養をしているのです。自らの判断でマクロビオティックを実践するには、まず世間一般の食事もしっかり食べてみて、自らの舌と体でその良し悪しを判断することが大事なのではないでしょうか。その入り口は小学校高学年、だいたい一〇歳前後がちょうどよいのではないかと考えています。

世間一般の食生活は、戦後七〇年以上経ち、日本人の平均体温が〇・七度も下がったことを見れば明らかなように、体温を低下させる食事と言わざるを得ません。現にわが家の子どもたちも、中学生になって外の食事が増えるにつれて、体調不良を起こすことが増えてきたのです。

現代の食はお腹を冷やし、腸を酷使するものがあまりに多いのが現状です。

体質改善あるいは体力増進において最初の一歩であり、最も大事なことは腸内環境を調えることです。お腹を元気にしなければ、何事においてもうまくいきません。腸を元気にする食と生活が、今を生きる私たちには最も重要なことではないでしょうか。

「安らぎ」は、腸内をきれいにすることから

小田原にある「はじめ塾」を開設された和田重正は「人間の本当の力というものは安らぎの中から生まれる」と言われました。安らぎとは何かと、立ち止まって考えてしまう現代は、安らぎの喪失した社会といっても決して大げさではないでしょう。

現在、中高年から子どもたちまで、家族以外の人間関係が希薄で家に閉じこもっている「ひきこもり」状態の人たちが全国に一〇〇万人以上いるといわれます。その中でも四〇～六四歳の「ひきこもり」状態の人は六一万人で、全世代の中でもっとも多いというのです。この数字が何を意味し、「ひきこもり」はなぜ起こるのか、「安らぎ」という視点をもたなければ決して解消されるものではないと思うのです。

不安は心身を委縮させ、腸内の絨毛を縮めさせます。腸内の絨毛が委縮すると腸内細菌が減り、活動も低下します。体内の最大免疫器官である腸の働きが鈍れば、力を発揮したくてもできません。免疫は異物を排出する力ですから、腸内の働きが落ちると様々な異物を排泄できず、体にため込んでしまいます。腸内には脳に次いで多い神経細胞も集まっていますから、腸の活動が低下すれば、意欲も減退します。不安は悪循環の大元締めともいえます。

「ひきこもり」状態の人を無理矢理に社会に出すことはできません。安らぎのエネルギーが充実し

てはじめて、人は他者との関係を築けます。母からの絶対的な安心がなくては子どもが成長できないように、ひきこもっている人に大切なことは「安らぎ」なのです。

「安らぎ」のもっとも大きなものは母の手料理です。マクロビオティック運動とは母の手料理を次世代につなぐ運動といっても過言ではないように思います。しかし、四〇～六四歳のひきこもっている人たちには、すでに母親が亡くなっていたり、高齢で料理を作ることができない母親も少なくないはずです。そんな人は、自分みずからの食を正し、腸をきれいにしていかなくてはなりません。

不安が取り除かれ、心から安らいだ状態になると、人は自然と力を発揮するようになります。それが食であり愛であるのです。しかし、ひきこもる人は、家族以外の人間と関係性を築けないというだけでなく、家族間でも関係性が希薄あるいは危険な状態にある人も少なくないようです。

食養指導を始めて二〇年の間、一万人近い人達と交流させていただき気づいたことなのですが、人間関係に悩む人たちに共通しているのは、腸に問題があるということです。腸が健全であれば、私たちは他者と交流することは喜びであり、決して苦であるということはないのです。仮に苦痛を伴う人間関係があったとしても、腸に底力があれば、苦労を気づきに変えて人生を歩んでいけるものなのです。むしろ、苦しみくらいなければ人生おもしろくない、という心境が健全な腸から生まれてくるのです。

人間関係に悩むといっても、悩みは人様々です。内気で自分の感じていることを伝えられず、他者の言動を誇大に受け取ってしまい、他者に恐怖を感じる人。一方、他者の言動そのものに怒りを抱き、他者を攻撃したい衝動を感じている人もいます。前者はその思いが強くなれば自虐性が増し、後者はそれらが助長されれば排他性が強くなります。陰陽の目で見れば、前者が陰性で後者が陽性です。現代人は両極端な陰陽の絡み合いの面が多分にありますから、前者と後者が絡み合った人も少なくないでしょう。

食養の視点から現代社会をぐるりと見渡すと、「ひきこもり」というのは、乱れた食が普通になった社会への変革変容を促す大自然からの警鐘といえます。ひきこもっている人たちには、ただひたすらに自然な食をしてほしいと願います。そして、できることなら、自然のあふれる中で「自給自足的」なライフスタイルにもチャレンジしてほしいとも願います。

いずれにしても「ひきこもり」問題は、自然な農業と自然な食を中心とした社会へ進化しなくては解決されるものではないと考えています。なぜなら、私たちの腸は自然な食からしか、本来の働きをしないからです。その意味で、私たちに自然に生きることの重要性を気づかせてくれているのが、「ひきこもり」問題だと思います。

健康の七大条件

マクロビオティックは、世界平和が最終目標であることでもおわかりのように、ただ単に食養の教えを説いたものではなく、人としての生き方を示したものです。

「病気は罪である」と桜沢が言ったのも、その思想の根幹に「宇宙の秩序」があるからです。「宇宙の秩序」図（資料１：Ｐ２６３参照）に挙げておきますが、これを解説すると長くなってしまうので省略します。ただ、ごく簡略に言いますと、無限から発生した陰陽が、私たちヒトになるまでの生命を表したのがこの図です。桜沢は、宇宙の秩序に則った生活をしていれば決して病気にならないと説いたのです。むしろ、病気は宇宙の秩序から逸脱していることを警告してくれている有難いものだと。「病気は罪である」というのは、この警告に気づかないこと自体を意味しています。

命を「いきいき」させるものが生活ですから、本当の生活をしていたら病気になることはありません。しかし、宇宙の秩序から踏み外れてはじめて、真の生活法・マクロビオティックを知ったという人がほとんどです。かく言う私もその一人。時代そのものが宇宙の秩序から逸脱し、宇宙の秩序に戻ろうとしているのが現代とも言えます。

宇宙の秩序を踏み外すことそのものが、宇宙の理（コトワリ）の中に組み込まれていると、私はそう考えています。踏み外してこそ、食の有難さに気づき、食こそ命だと気づかされるわけですから。

宇宙の秩序に則った生活法から醸成される心と体を、桜沢は健康の七大条件で示しています。

【健康の七大条件】
①ツカレを知らない
②ヨクねむる
③ゴハンがおいしい
④ケッシテ怒らない
⑤ケッシテもの忘れしない
⑥万事スマート
⑦ケッシテうそをつかない

ここで少し余談です。翻訳本を含めて生涯二〇〇冊以上の著作を出している桜沢は、「健康の七大条件」のように、カタカナをよく使っています。おそらく、その言葉を強調する意味合いだけでなく、漢字文字からくる固定概念（先入観）を避けたかったこともあるのではないかと想います。桜沢は多くの弟子たちに対しても「私が言ったことを鵜呑《うの》みにするな。自分の頭で考え判断しなさい」と、厳しく言っていたようですから。ちなみに翻訳本というのは、フランスの外科医・生理学者で一九一二年にノーベル化学賞を受賞したアレクシス・カレルの書いた『人間、この未知なるもの』です（近年、渡部昇一も訳本を出している）。

宇宙の秩序に則った生活をしていると、いつの間にか健康の七大条件の通りの心身の状態になってきます。しかし逆説的な言い方になりますが、私の経験では、健康の七大条件をクリアしようとして食と生活にこだわりすぎない方がよい。健康の七大条件は真摯にコツコツと日々の精進の結果であって、それ自体を目的にしない方がよい、ということです。

「ツカレを知らない」体を目的にするよりも、宇宙の秩序に則って、好きなことを一所懸命やっているといつの間にか「ツカレを知らない」体になっていくからです。

「ツカレを知らない」とはいっても、もちろん寝る間も惜しんで動き回るというものではありません。寝て起きたら昨日よりも元気いっぱいになっている。朝から気分が良くて、朝の掃除が何とも言えず爽快なものです。その爽快感が「ツカレを知らない」ということです。

一日一生と言いますが、毎日毎日生まれ変わっていることは内なる声からも体感できます。小腸の細胞は二四時間で代謝するといわれます。私たちの意識が小腸の細胞と共振共鳴して、毎日新しい人生をおくっているわけです。

「宇宙の秩序」にあるように私たち人間は植物を親としています。動物の多くも植物から命をいただいています。植物からでなく動物から命をいただいているようだと、体はツカレを感じて食と生活の間違いに警鐘を鳴らします。私たちの心身は、宇宙の秩序に則ってさえいれば、使えば使うほど鍛錬され研ぎ澄まされてきます。

動物食から造られた細胞は固く弾力性がありません。ケガをしやすい身体もまたそうです。人間であれば穀物と草（野菜、海藻など）から造られた細胞が何と言っても最高です。肉や卵は火を入れれば入れるほど固くなります。一方で野菜は火を入れるほど柔らかくなります。私たちの細胞も同じですし、ものの考え方の柔軟さや自由さも、宇宙の秩序に則った生活を続けていれば、自ずと身についてくるものです。

睡眠の質こそが大事

ヨクねむれない不眠症というのは、昼間優位に働く交感神経が夜に優位に働く副交感神経に上手に切り替わらないことが原因だとよくいわれます。

自律神経が乱れた状態が不眠症です。自律神経の調和をはからずに、睡眠薬で眠ったつもりでもそれが常態になっていくと疲れはとれなくなります。「睡眠の質」こそが大事なのです。

私の道場には「うつ病」の方も多く来られます。うつ病の人に多く共通するのが不眠です。なかなか寝付けず、床についても頭の中であれやこれやとグルグルと巡っていて眠りにつけないというのです。そんな人は、無理して眠ろうとせずに、布団の中で横になっているだけでもいいのです。動き回っているより、座っているよりもずっと身体は休まっています。

もしできることならば、布団の中で横になりながら、瞑想することです。深い呼吸を意識します。

吐ききって、吸いきることを意識します。ただ深い呼吸だけに意識を向けて、「息する」ことが「生きる」ことのような感覚で呼吸をします。頭に浮かんでくる様々な雑念は、右から左に追い去って、ただ深い呼吸に意識を向けます。

道場での合宿では朝晩に瞑想をしています。朝晩での瞑想の時は、目は薄目を開けた半眼の状態で行いますから、寝入ってしまうことはそれほど多くないのですが、不眠症の方が夜に目をつむって瞑想をすると案外と眠ってしまう人が多いのです。そして、朝はちょっと無理しても起きて、日中しっかりと動くと、自律神経が調整されて、いつの日か夜になったら眠れるようになっていくのです。

食養指導については第6章で詳しく説明しますが、不眠症の方は、日中よく体を動かすことと、食養の手当て法である「生姜シップ」を睡眠前に行うと、自律神経が安定してよく眠れるようになるのです。床についたら数秒で眠れるほどの身体になれば、次の日に疲れを残すことはありません。朝もパッと目が覚めます。寝ている間も微動だにせず、まるで死んでいるかのような寝姿こそが健康そのものです。

私自身の寝姿はどうかわかりませんが(笑)、眠りにつくスピードはなかなかのものです。夕の食事を抜くと朝は暗いうちにパッと目が覚めますから、日が沈んでからの食事は軽ければ軽いほどよいものだということがよくわかります。

睡眠は心身の浄化時間です。体に毒素があればあるほど睡眠時間は長くなります。体がキレイな状態では血液は濃すぎず薄すぎず、温かい血液です。陰陽の偏りがない中庸な血液です。

ある日、シャツの襟や袖を手洗いしていた時、オモシロイことに気づきました。石鹸を水に溶いてシャツの襟や袖の汚れたところを洗いますね。この時、石鹸が濃すぎて水が少なすぎてもヨゴレは落ちにくく、水が多く石鹸が薄すぎても汚れが落ちにくい。水と石鹸の量がちょうどよい按配で、ほど良く泡立ちすると汚れがよく落ちるのです。主婦の方からすると当たり前のことです。

血液の状態もまったく同じことが言えます。濃すぎて水分量が少なくてもダメ。水分量が多すぎて薄すぎてもダメ。ちょうどよい水分量と濃度の血液が体の隅々に血液を届けて代謝を活性化するのです。陽性すぎても、陰性すぎても健康は維持できないのです。中庸な血液こそが健康なのです。

中庸な血液は睡眠の質に如実に表れます。快眠で朝の目覚めは爽快そのもの、夢を見るとしても正夢をみたり、心地よい夢で、夢によって気づきを与えられたりもするというのです。

毎食のご飯の時間が至福の時になっていくのが中庸です。時間が来たから食べる、というのでは食べ物に対して失礼です。旺盛な食欲がなくては大きな仕事はできません。旺盛な食欲といっても、食欲におぼれるという意味ではありません。溺れるような旺盛な食欲は、人生をまっとうする前になくなってしまいますから。

正しい旺盛な食欲は死を目の前にしても衰えることはありません。宇宙の秩序に則った食欲というものは衰えを知らない。年齢によりそれぞれの正しい食欲があります。赤子が母の乳を求めるような旺盛な食欲は、成長期を通じて変わることが無いのが健康の証しです。死を目の前にして、最期の死に水でさえ、無上の喜びを持って「おいしく」いただいて黄泉に還っていくようです。

ご飯がおいしい時、腸の働きがよく、造血力が優位なことを表しています。風邪をひいたり、排毒反応が優位の時、ご飯よりもお粥やくず湯が「おいしい」ものです。しかし、病状が回復してくるとお粥やくず湯ではどうも物足りなくなることが多々あります。場合によると消化の良すぎるものは喉を通らないものです。そんな時は腸の状態が回復して、しっかりしたご飯が何よりも「おいしい」。腸の状態が良くなると造血力がグッと増し、よく噛んで食べるご飯が何よりおいしくなります。ご飯の水分量が血液の水分量を決めると食養では考えています。

健康の七大条件は最初の三つが生理的な健康の条件で、次の三つが心理的な健康の条件です。ゴハンはおいしいがツカレが取れない、ということは本来的にはないのです。

心身共に中庸の健康を

健康の七大条件の三つはクリアできても、「ケッシテ怒らない」「ケッシテもの忘れしない」「万事スマート」というのはなかなか難しいものです。

しかし、体の健康ばかりでは片手落ちで、心も体も健やかにならなければ、本当の意味で健康とはいえないでしょう。マクロビオティック生活法は、心身ともに中庸（バランスのある）の健康を目指しているのです。

怒りという感情は不安や嫉妬などネガティブな感情の元締めです。ケッシテ怒らない、ということは不安や嫉妬などの感情も湧きおこってきません。ケッシテ怒らない、という条件は心の絶対的安穏をいったものです。そんな状態は常人には無理だと思うかもしれません。しかし、食養を一〇年もやっていると、自然とそういう状態に近づくようになります。

一〇年以上食養をしていてもカリカリと怒りっぽい人は、陽性が過ぎる人です。過去に摂った動物食で造られた細胞を排出せずに体に溜めている人にも怒りっぽい人がいます。そのような人は野菜や果物をしっかり食べるとよいものです。キノコをたくさん食べてもいいでしょう。極陽性な動物食で造られた細胞が消えていくと自然と穏やかになってきます。

ケッシテ怒らない人は腸が健全ですから、腸から造られる血液がきれいで、常に頭は冴え判断力が高い人です。また、怒ることと叱ることは違いますから、叱る必要のある時には、しっかり叱ることもできます。

怒らない人は、怒れない人とも違います。叱るべきことを目の当たりにしても叱れない人は、逆に陰性が過ぎます。マナー違反をしている人や子どもに叱れない人は陰性の過ぎる人です。砂糖や人工甘味料、果物などの摂り過ぎで意志が弱く甘くなっています。叱れない人は陰性な食品を控えてしっかり塩気と穀物を食べることです。毎朝のマラソンやジョギングも心身を陽性化させるのに最適です。

物忘れが多いというのも陰性です。陰性は拡散的ですから、集中力が無く、記憶力も弱い。記憶力も集中力も弱い人は陰性が過ぎますから、巻末にある「食べもの陰陽表」（資料2：P264〜265参照）を参考に、しっかり陽性食をして、体を動かして陽性にすることです。頭と体は一体ですから、身体が陽性になれば頭も陽性になります。記憶力と集中力を高めたければ、毎朝マラソンなどをして身体をしっかり陽性化させることです（なお、陰陽についてはまた第4章で詳しく述べます）。

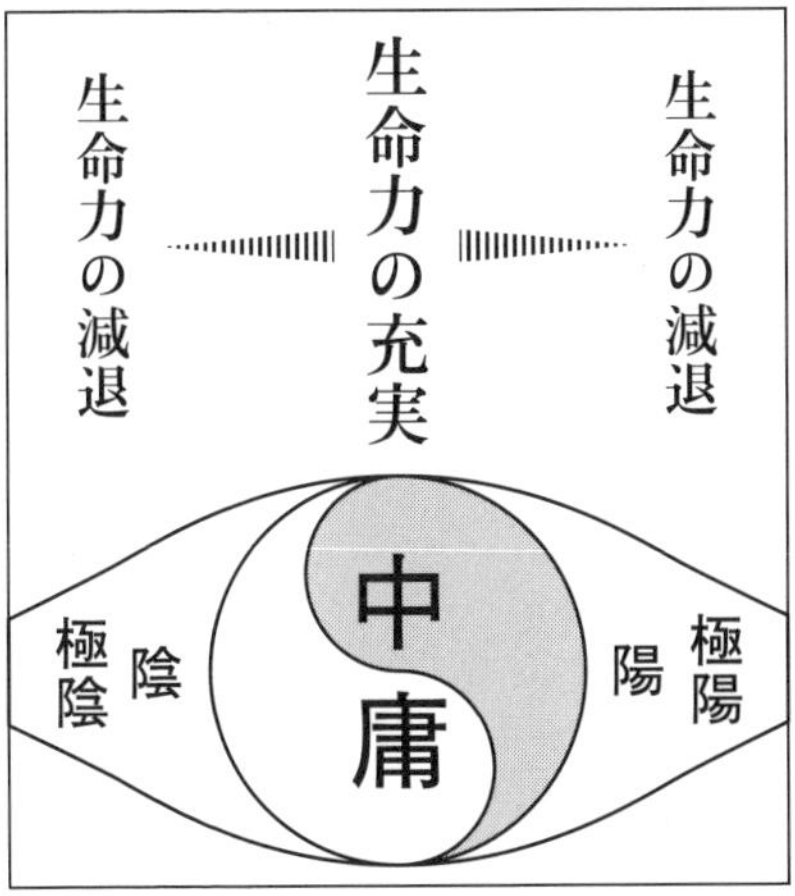

朝からトーストにハチミツを摂っていたのでは、細胞は溶けるばかりです。日本人であれば、ごはん、みそ汁、漬物などは、決してもの忘れしない人の習慣の王道です。しかし、人から受けた嫌なことダケは絶対に忘れない、という人もいます。恨みの記憶に満たされて生きている人もいますから、この世はまさに陰陽だと思い知らされます。

陰陽からみれば、恨みなどの負の記憶は偏っていますから、これは本当の記憶力ではありません。「人から受けた嫌なこと」そのものの捉え方が間違っているのです。いや、捉え方が間違っているというよりも、その時のその人の血液の状態が間違っていたのです。腸の働きがよく、血液がきれいな人は、身に降りかかることに寸分の狂いなく「感謝心」を持って受取ります。

偏った記憶力の持ち主は、陽性は陽性なのですが、極陽性です。中庸ではないのです。中庸は陰陽あわせ持っていますから、「ゆるす」という陰性な行為も簡単にできます。しかし、極陽性の「人から受けた嫌なことだけは絶対に忘れない」という人は「ゆるす」という陰性なことができないのです。

こういう極陽性な人は陰性な食事をして頭と体を緩めていくことです。菜食は最適でしょう。毎日毎日、青い葉っぱを大量に摂っていても問題ありません。果物だっていいでしょう。人を赦すことができるようになれば、いつしか偏った記憶力が正常な記憶力に変わっていきます。

人としてのあるべき生き方

日本の伝統的な武芸、あるいは伝統的な生活の中では、「間《ま》」がもっとも重要視されてきました。間抜け、間違い、間が悪い、など「間」に関するコトバは数多いものです。時間、空間、ともに「間」が使われるように、「間」は時間的な間と空間的な間、両方を兼ね備えた言葉です。

桜沢如一が体系化した「陰陽無双原理」でみると、空間は広がりを代表することから陰性、時間は未来に進んでいくことから陽性と考えます。そして「間」は、陰陽兼ね備えた中庸な「存在」といえます。日本の伝統的家屋で床の間をもっとも奥ゆかしい場所に据えたのは、間を大事にする日本文化の表れではないでしょうか。

この「間」というのは、日々の生活から、私たちの健康、人間関係、さらには国と国の関係においても非常に重要な意味を持ちます。外交において間が悪ければ、貿易や交流が滞り、魔（間）が差せば戦争になることだって歴史を振り返れば少なくありません。

健康をみても、食い間違いを積み重ねれば、大きな病気になります。

伝統芸能だけでなく、現代のさまざまなスポーツ、学業、仕事、恋愛、結婚、すべてにおいて間合いをよくすることはもっとも大事なことです。間のとり方が上手な人は中庸です。陰陽のわかった人です。現代のお笑い芸人でも、間のとり方が上手な人は面白い。相撲でも間合いのとり方が上手な方が必ず勝負に勝っています。

「間」を合わせることは、陰陽を合わせることです。日々の鍛錬は間を合わせること、そのものです。勝負に勝つことが動機であっても、間を合わせる鍛錬をしなくては、勝負に勝つことはできません。

病気の治療でマクロビオティックに取り組むのならば、なおさら間を合わせることが大切です。

体が陰陽に大きく偏ったのが病気ですから、陰陽を合わせて中庸へと導くのです。病そのものが、間を合わせる自然治癒力の発動ですから、その働きに身をゆだねて、精進鍛錬の道を歩んでいくことが大事なのです。

伝統芸能や武道では、間を合わせるのに呼吸をもっとも大事にしています。呼吸という陰陽を合わせることが間合いを取るのに要になっています。しかし、現代では、伝統芸能が培われた時代と違って、食の間違いが大きい。日本全体が自然食をしていた江戸以前と今では比べものになりません。現代的には食の間違いを正さなくては、間合いを取ることは難しいのではないでしょうか。

食の陰陽が調和されると、体と心にゆとりが生まれます。この「ゆとり」が「間」につながります。細胞の間合いがよい状態が健康です。ここがすべての基礎となり、すべての関係の中の要となります。陰陽が調和し、間合いがとれていることをスマートといいます。

万事スマートな人と一緒にいると、何とも心地よいものです。話し方からスマートですから、話を聞いているとついつい引き込まれてしまいます。話だけではありません。整理整頓、掃除洗濯の達人でもありますから、万事スマートの人の周りはいつもきれいです。仕事や人間関係も無理がありません。自分の能力をちゃんと把握して、それに応じた仕事にコツコツと取り組んでいます。

万事スマートな人を羨ましいと思う人は、きっとスマートな生き方ができます。スマートの良さを知っているわけですから、スマートな人の生き方を真似たらよいのです。スマートな人の食事や生活を真似ていると、いつの日か自分もスマートになっています。

スマートな人は何か問題が起こっても他人のせいにしませんから、周りにいる人は心地よいものです。真にスマートな人は、拗ねている根性の人さえも一緒に交わっていると、スマートに変えていきます。

「ケッシテうそをつかない」は、桜沢如一が一番大事にした七つ目の条件です。当初、六大条件だった健康の条件に、「ケッシテうそをつかない」という七つ目の条件を足しました。ウソをつかないことは、他の人に対しても、自分に対してもウソをつかない、自然（宇宙）に対してもウソをつかないことです。

私の師である大森英桜が、小魚であっても食すべきでないと気づいたのは、桜沢から学んだ宇宙の秩序からです。

人間は赤い血液をもった陽性な動物です。陽性な動物である人間が陽性な動物を食したら、陽と陽は結ばれないわけですから、病気という結果となって私たちに現れる。自然（宇宙）はウソをつかず、ただあるがままです。だからこそ、人間のウソを、ある時はさらけ出すかのように、浄化していきます。

大森の唱えた純正穀物菜食は、宇宙の秩序を言っただけなのです。とはいえ、一切の動物性を摂らない穀物菜食が絶対的かということではありません。大森英桜の食養指導でも動物性食品を用いることは、時にありました。

男性の不妊症で精子が少なかったり、インポテンツであったりした人には、魚や魚卵の食箋（食事指導箋）が出ることも少なくありませんでした。

私の二〇年の食養指導でも、動物性食品はゼロではなく、時と場合、体質によっては必要なこともあります。家族の大反対を押し切って菜食に固執するのもスマートな生き方ではありません。この世にはさまざまな方便があって、さまざまな生き方を許容する大自然があります。

「ケッシテうそをつかない」生き方をスマートに追い求めて生きていくことに、大きな意味があると感じています。

第2章

排毒と自然治癒力

身体に起こる症状というものは
基本的には身体を調和しようとする働きです。
熱や嘔吐、下痢などは多くの場合、
身体の中の不要なものを体外に排出する役割があります。
これらを私たちは排毒反応と言っています。
自然治癒力というのは排毒する力のことでもあるのです。

見直された玄米のパワー

序章で少し触れましたが、私のマクロビオティックとの出会いは、祖父のパーキンソン病が遠因としてあります。祖父が五〇代の頃パーキンソン病と確定診断されたのですが、四〇代の頃からパーキンソン病のような症状がちらほらと見受けられたといいます。手の小刻みな震え、無表情、無感覚は四〇代前からあったというのです。

元々病弱であった祖父は、家業の農業を継ぐのですが、病弱なために世間並みの農作業ができず、戦後普及した化学肥料と化学農薬を使うようになってから、ますます病弱になっていくのです。

祖父のパーキンソン病は、元来病弱なうえに、農薬の使用によって誘発されたと私は考えています。昨今では農薬だけでなく、車の塗料や化学溶剤などがパーキンソン病などの神経系の病気の原因となっているのではないかと疑わせる動物実験の報告も相次いでいます。

明治から大正にかけて、田舎では一般的な農民は大麦が半分ほど入った半搗《つ》き米（三分搗きから五分搗きの米）を食べていました。しかし祖父の両親は、白米の方が食べやすく栄養もあると思っていたのか、祖父には特別に白米を食べさせていたというのです。祖父の弟は元来元気だったために大麦のたくさん入った半搗き米しか食べられず、兄の白い飯をいつも羨ましく思っていたそうです。

祖父は六〇になってまもなく、肺炎をこじらせて入院しました。パーキンソン病であったこともあり、急激に脳機能が低下し、痰を出すことが困難になったため気管切開をしたのです。そうすると、さらに脳機能が低下し、植物状態となってしまったのです。

その後約三年、祖父は植物状態のまま自宅で過ごしました。祖母が中心となって祖父を介護しましたが、六四で亡くなりました。私は葬式の当日、火葬場で祖父の遺骨に対面して驚きました。前年に曾祖母が九三で亡くなっていたので、その骨の違いが鮮明だったのです。祖父の骨はボロボロで、灰色や青色、紫色に変色しており、さらに薬剤のニオイがしたのです。

昭和三〇年代、「水俣病」が社会問題になったとき、玄米食をしていた家庭では、有機水銀に汚染された魚介類を食べても発症しなかったと話題になりました。それをきっかけとして、玄米には「何らかの解毒作用」があるのではないかと言われるようになります。その後、昭和四〇年代に入って、毒性の強い有機水銀を農薬として使用したものが問題になったとき、この玄米の効果が研究されました。

この研究は、マウスを使って残留する水銀の量を比べています。当時の水銀対策委員会が提出した報告は、玄米を代表として、穀物の外皮には特に、重金属や薬品などの毒物を体外へ排出する力が非常に強いというものでした。

祖父のパーキンソン病も、もっと早くに玄米食にしていたら回避できたのではないかという思いを、私たち家族はずっと持ち続けていました。ただ、今思うと、陰極まって陽、陽極まって陰、病も世代を超えて極まらないと健康に転じないものだと思い至ります。

進行の度合いにもよりますが、パーキンソン病の症状が顕著になってくると咀嚼力も落ちます。パーキンソン病だけでなく、神経障害全般に言えることは、咀嚼力を保ち強化していくことはもっとも大事なことです。

研究報告にもあるように、玄米の解毒力は強力なので、玄米をよく噛んで食べることです。しかし、咀嚼力が落ちて唾液の量と質が落ちると、圧力鍋や土鍋で炊いた普通の固さの玄米ではうまく消化することができないので、玄米がゆの頻度を増やします。大根を入れた玄米がゆならなおさらよいでしょう。玄米がゆであってもよく噛むことが大切です。

玄米がゆの他は三分搗きか五分搗きのお米に押し麦を入れたごはんを主食とします。

スープや副食はその人の陰陽の度合いによって変えます。陰性の体調には陽性の食事、陽性の体調には陰性の食事です。正食医学の手当て法では、お腹や背骨に生姜シップと里芋パスターをします（この手当てについては第6章で改めて述べることにします）。

「欲求を否定しない」という姿勢が大事

マクロビオティックの食養（生活法）では、体に蓄積した毒素を出すということを、第一義に考えます。私たちは、心と体に起こる多くの症状を排毒反応と呼びます。熱、咳、痰、体の痛み、心理的不安なども、多くは排毒反応です。毒素を排出することは心身を調和したものへと向かわせますから、排毒反応は調和反応ともいえます。同時に、体の弱い部分を知らせてくれてもいますから、警告反応でもあります。

心身に反応（症状）が出ているときは、排毒を促してあげることと、弱い部分の強化を考えなくてはなりません。心も体も飽和状態のときは、食や手当て、適度な運動などで排毒を促します。一方、風船がしぼんだような虚弱状態の時であれば、エネルギーを補う食や手当て、運動などが必要になります。症状に応じた対応が大切です。

大森英桜は五つの体質を創案し、それぞれの体質や体調に合った食べ方を提唱しました。桜沢如一が提唱したマクロビオティックは、陰陽を臨機応変・縦横無尽に活用することです。大森はマクロビオティックの思想を心底理解したからこそ、五つの体質論（資料３：Ｐ２６６参照）を確立することができたのです。

ここでは五つの体質論の概略を説明し、第４章で詳しく述べます。

五つの体質とは、陰陽の体質に、肥大と萎縮があるという考えです。陰性にも、陰性の肥大体質と陰性の萎縮体質があり、陽性にも陽性の肥大体質と陽性の萎縮体質があるというのです。そして、そのいずれにも偏らない中庸体質を加えて、五つの体質があるというものです。中庸体質は偏りがありませんから、健康そのものです。

陰性の肥大体質は、水太りタイプです。過去の食生活では、水分や甘いもの、果物や油脂が多かったと想像できます。塩分や動物性食品も少なく、血液は薄く、行動はゆっくりでマイペースの人が多いのも陰性の肥大体質の特徴です。

陰性のもう一つのタイプは陰性の萎縮体質です。この体質の人は、陰陽両方の食材をあまり摂ってこなかった、ということがいえるのですが、私の経験上では、小さいころから食が細く、食欲自体がなかった人がこのタイプに多いのです。消化力が弱く、虚弱体質です。陰性の萎縮体質の人は生命力が弱く、覇気や意志が弱いのが特徴です。

陽性の肥大体質の人は、陰性の萎縮体質の人とは真逆で、食欲旺盛です。陰性の食材から陽性の食材までなんでも平らげてしまうような人です。性格も積極的でどんなことにもチャレンジするような勇敢な人です。しかし、陽性が過ぎると、分別なく行動してしまうこともあることから、多動になりすぎないよう気をつけなくてはなりません。

陽性の萎縮体質の人は、陽性の食材はよく摂ってきたけれど、陰性の食材が少なかったという人です。世間で頑固者といわれる多くの人が陽性の萎縮タイプです。身体だけでなく考え方も固い傾向にあります。しかし見方を変えれば、意志が強く、信念を曲げない人ともいえます。

五つの体質論は、決して固定的なものではありません。いずれにしても、人は常に安定した状態を求めて生きています。恒常性といいますが、健康を求めて生きているといっていいでしょう。大酒をくらったり、暴飲暴食、薬物の多用であっても、その行為の中には心身の自然な反応が隠されているのです。

心身の欲求には全て何らかの意味があります。欲求に全て応えてよいというわけではありませんが、欲求を否定しない、という姿勢が大切です。チョコレートや砂糖菓子を求める心身を否定せず、なぜ求めるのだろうかと考える、という姿勢が大切です。そうすると、欲求にも二通りあることに気づきます。陰陽の求め合う欲求と中毒的欲求です。

食欲の陰陽を考えてみます。強い甘みを欲するときと、塩気や高脂肪・高タンパクを欲するとき、体の陰陽の状態はさまざまです。強い甘みを欲するとき、体は陽性になっているのか、それとも砂糖中毒で類は友を呼ぶように甘みを求めているのか？

心身が陽性で砂糖などの甘味を求めているときは、生野菜や果物、薄味の温野菜や香辛料、炭酸水や果汁など、食養の食材の中で陰性の強いものを摂れば落ち着くことがあります。中毒的欲求で砂糖などを求めているときは、ごま塩、てっかみそ、みそ汁など陽性のものを摂ると不思議と甘みを欲さなくなることもあるのです。

動物性食品を欲するときも同じような塩梅です。体が陰性に偏り、動物性を欲しているときは、雑穀や胡麻、高野豆腐や乾燥湯葉、玄米チャーハンや植物性グルテンのフライなどを食べると満足することがあります。一方、中毒的欲求で動物性を欲しているときは、逆に、動物性食品を分解解毒するような食品を摂ると欲求が治まってくることがあるのです。生姜や胡椒、カレー粉などの香辛料、生野菜や果物、オリーブオイルなど陰性の強い植物油や梅肉エキスでも落ち着いてくることがあります。

マクロビオティックの生活が長くなってくると、砂糖を使った甘いお菓子を食べたいとか、コッテリした肉料理が食べたいという欲求が徐々に薄らいできます。ごはん、みそ汁、漬物で満足するようになります。簡素な食事の方が心地よく、有難くなってきます。こういった体になれば、何を食べても病気にもならず、心身が乱れることもありません。自由な心と体ですから、何をやっても有難く、おもしろいのです。

食養相談でよくある質問に「病気が治ったら肉や砂糖などを食べられるようになりますか？」というのがあります。

本当に心身共に健康になったら、肉でも砂糖たっぷりのお菓子でも食べられますが、心から食べたいと思わなくなるのです。日本人であれば、日本人が伝統的に長年食べてきたごはん、みそ汁、漬物で十分に満足してしまうのです。

食養を長く続けて「何を食べても大丈夫」という状態では、世間で持て囃されるようなグルメな食事を求めることもないのです。陰陽に大きく偏らず、中庸な状態です。

中庸になると、偏っていたことが学びであったのだと、偏りそのものに有難さを感じるものです。

マクロビオティックは禁欲を求める修行ではありません。実践しながら、中庸へ向かう紆余曲折《うよきょくせつ》な道こそ楽しいものだと感じてください。

現代に合った体質改善

動物性食品を欲する中毒的欲求は、類が友を呼ぶように、過去に摂った食べ物から造られた細胞が活性化したときに起こります。動物性食品で造られた細胞が血液として流れ出したときに、同じようなものを求めるのです。たとえば、豚肉で造られた細胞が血液に流れ出して来れば、豚肉を食べたくなり、牛肉で造られた細胞ならば牛肉を欲するようになるのです。その時に、それらの血液を浄化するものを摂ると、血液はキレイになり、動物食への欲求が治まることがあるのです。

私たちの体は、食べ物が入れ替わり立ち替わり、新陳代謝を繰り返しています。食べたものが血となり肉となり、骨となっています。食べなければ痩せてくるのは、排泄・排毒の方が優位になるからです。

断食は、身体に溜まった毒素の排泄を優位にする伝統的な素晴らしい行法です。しかし、体の毒素の蓄積が多すぎると、断食によって急激に排毒を促すことは、現代人には無理があることが少なくないのです。大森英桜は「毒も身のうちだよ」と言って、急激な排毒法を戒めていました。

胎児期や幼少期に身土不二の粗食で育った人たちは体の芯がしっかりしています。体の芯がしっかりしている人は、成人してから食が乱れて引き起こされた病気に対して断食すると、数日から十日ほどで劇的な回復を見せることがありました。

しかし現代は、胎児期や幼少期から動物食や化学合成添加物などの入った食べ物で育った人が大半を占める時代です。体の芯から何らかの毒素が蓄積しているのが今の時代です。そんな人たちには、水分以外一切何も摂らない断食よりも、身体の陰陽に応じて極わずかの食事をする半断食の方が効果的なことが多いのです。年に何度か、半断食にして胃腸を休めることを繰り返していくと、身体細胞の入れ替わりが促されて、心身が浄化されていきます。

「半断食」という言葉は、大森が実践指導していた少食少飲正食療法から作られました。完全に食を絶つ断食ではなく、体調と体質に合った食事を少量摂っていくというものです。毒素の蓄積が多くなってくる戦後では、完全な断食には、体が対応できない人が増えてきたからです。

私が現在指導する半断食では、玄米がゆを徹底して噛むことから始まります。最初の一口は二〇〇回、二口目からは一〇〇回ずつ噛んでいきます。

お粥はそれほど噛まずに食べられるものですが、そのお粥を、あえてシッカリと噛むことが重要なのです。普通に炊いた玄米ご飯をよく噛むよりも、お粥をよく噛んだ方が唾液がたくさん出てきます。お粥の水分が「呼び水」となって唾液を湧出させるのです。

唾液の量は健康の指標になります。活動、活躍、活き活き、に使われる「活」はサンズイに舌と書きます。口の中が潤っている状態が「活」です。

唾液は外分泌といわれ、内分泌（ホルモン）と相関関係にあります。唾液もホルモンも血液から分化したものです。お粥を噛んで唾液量が増えてくると、おのずからホルモンも充実してきます。半断食で玄米がゆを徹底して噛むと唾液量が飛躍的に増え、胃腸の働きも高まります。小腸の代謝は二四時間と言われます。丸一日で小腸の上皮細胞は生まれ変わるのです。ちなみに皮膚は約一カ月（最新では四二日という説もあります）といわれますから、極言すれば、小腸内には皮膚から出るアカの約二八倍（〜四二倍）出ていると考えられます。だからこそ、小腸の活動は活発的で、古くなった便をためずに排泄していきます。

唾液は血液の分化したもので弱アルカリ性です。私たちの腸内も弱アルカリ性でバランスをとっています。唾液をたくさん出すことは、恒常性（ホメオスタシス）を高めます。ですから、体にたまった毒素（動物性食品や添加物と一緒に取り込まれた化学物質）を排泄する力を唾液が促してくれるのです。

約二〇年も食養指導をしていると、ときどき、「先生、私の病気を治してください」という人が来られます。実際に言葉に出さなくても、無意識にそう思っている人は少なくありません。先日もフェイスブックのメッセージに「先生は私の病気を治してくれる人です」と書き込みがありました。

その方へ返信しました。「病気を治すのは自然治癒力です。自分の持つ自然とつながった力が病気を治すのです。私はその導きのお手伝いをするだけなのです」と。

依存心や依頼心というものは自然治癒力の発動を邪魔させます。「治してもらう」という姿勢でなく、自ら治す姿勢こそが自然治癒力を高めます。その根本に「噛む」ことがあります。私の所では半断食以外にも、体質と体調に合った合宿やイベントを行っていますが、玄米がゆを徹底して噛む半断食が体質改善、心身の改善の要になるものだと改めて感じています。

半断食の時、玄米がゆをゆっくりよく噛むと、そのこと自体が瞑想になります。茶碗に少しの玄米がゆでも徹底して噛むと三〇分から一時間位かかります。この時間が瞑想になって、私たちの治す力をグッと引き出すのです。すると、多くの人が何らかの排毒反応を経験します。頭痛、めまい、胃の違和感、腹痛、心理的な不調（イライラ、焦燥感など）が出てきます。このときの排毒反応は陰陽それぞれですから、陰には陽、陽には陰で対応していきます。すると、三日目、四日目には排毒反応が中和され、何とも言えない爽快感や幸福感が湧き起こってきます。

体内の化学物質を解毒・排毒していく

自然は厳しい反面（自然災害もあり）、四季の巡りや一日の巡りにリズムがあって心地よいものです。私たちの心と体も、自然に同調していればスマートでリズムある生き方ができるのです。

朝日が昇って来ても寝床から起き上がれなかったり、夜になっても眠ることができなかったり、夜中に何度も目が覚めてしまうのは、体が自然から離れているよ、という内なるサインなのです。自然のリズムに同調しているのが自律神経です。自律神経失調症は体の中の不自然を警告しているのです。

食べ物から不自然を取り込むことが、現代では一番大きな元凶になっています。動物食や人工的なインスタント食品、化学添加物が使われたお菓子や総菜など、一般的な食品のほとんどがそれで、自然な食品を探す方が難しい。洗剤や化粧品、衣類などにも自然なものはほとんどなく、界面活性剤や人工染料を使ったものがほとんどです。住宅においても同様です。人工的な接着剤などを多用した住宅はシックハウス症候群を発症させることがあります。

ＰＡＴＭ（パトム）という病気があります。体の毛穴から石油化学物質のガスが出て、周りの人がアレルギー症状を呈するというのです。皮膚ガステストをすると、体からトルエンやベンゼンなど石油化学物質が出ているというのです。

戦後の高度経済成長は、化学物質が生活の細部に蔓延した時代でもありました。ＰＡＴＭは現代社会の問題が凝縮された病気なのです。私たちの身の回り、特に衣食住に関しては、自然なものに囲まれて生きることがもっとも大事なことです。

自動車や電車、飛行機なども、移動の多い現代にあっては、衣食住に次いで触れる機会の多いものです。これらにも石油化学物質がたくさん使われています。長野新幹線が開通したばかりの頃、新車の新幹線「あさま」に乗ったら、ものすごい化学臭で、閉口ならぬ閉鼻してしまいました。

では、なぜ化学物質が体内に入ると、私たちの体と心に問題を引き起こさせるのでしょうか。昔、実験用のネズミの背中にコールタールを塗ったら背中がガン化したという話はあまりに有名です。ごま油とか菜種油とか植物性の油は肌にいくら塗ってもガン化しないのに、石油を塗ったらガン化してしまう。これはいたって簡単なことで、石油化学物質は体の中でうまく分解できないのです。石油化学物質の毒素を、ガン化することで分解解毒を試みようとしているといったらいいでしょう。石油は地球の地下の深い所にたまった、昔の動物の死骸です。大地が何万年もかけても分解しきれなかった石油を、私たちの体が分解できるはずがないのです。

現代の病気と健康を考えると、欧米化された食生活が大きな問題だといわれますが、ヨーロッパの伝統的な食生活は身土不二に根ざし、病気を多発させるようなものではありませんでした。病気の根本原因はヨーロッパの伝統的な食生活ではなく、欧米が先駆けた石油化学物質が取り込まれた食生活にあります。肉、卵、乳製品、さらには養殖の魚介類などは、成長ホルモン剤や抗生物質抜きには語れません。

生まれたときから石油化学物質を抱えこんでいるのが現代人の特徴です。宇宙的なものの見方をすれば、汚れた川に生み落とされたのが現代の私たちであるのです。しかし、逆に考えると、汚れた川の掃除にこの世に舞い降りてきたのが私たちでもあるのです。

石油化学物質を一切使わない生活は、飛躍し過ぎて、現代ではなかなか難しいものです。多くの人と歩みを進めていく上で現実的に努力できることは、まずは食べ物の石油化学物質を減らして、無くしていくことです。石油化学物質が食べ物から体内に入らなければ、人間は自然な生き方に目覚めます。自然な生き方が心地よく、元気と本気が湧き起こってきます。体内の石油化学物質を解毒、排毒していくことが、現代のマクロビオティックの大きな使命です。

掃除、玄米食、断食は、排毒には必須です。もちろん玄米や断食が合わない人もいますから、体質と体調を考慮することが必要です。そんな人のために半断食や塩断ち（無塩食）をすすめる場合も多々あります。

食に陰陽があるように、石油化学物質にも陰陽があります。排毒症状に陰陽の症状が現れます。毒素の陰陽に合わせた食と手当て、生活を繰り返していくことが、浄身、浄血、浄心につながります。この世の掃除のために舞い降りた人生、きれいになることが何よりの喜びです。そんな人が一人でも増えたら、この世はきっと本当の意味で楽園になることでしょう。

排毒は心身の調和反応

食養をまじめに実践する多くの人が排毒反応を体験されます。

熱、咳、痰、目やになど皮膚や粘膜を通しての排毒反応もあれば、吐いたり下したりと胃腸から起こることもあります。心臓の痛み、お小水の異常など循環器系の排毒もあります。首や肩や背中の強いコリや痛みもあります。女性は子宮や卵巣の排毒もあります。おりもの、不正出血、陰部のかゆみや痛みなどです。男性は睾丸の痛みや痒みに襲われることがあります。心理的な排毒反応もあります。イライラ、自暴自棄、暴力、暴言。ネガティブマインドは心の排毒反応です。生きていると様々な排毒があります。人生もいろいろ、排毒もいろいろ。

私が大森英桜の助手を務めていた頃、年配の女性が娘さんに連れられて食養相談に来られました。その女性はひとりでは外出できず、息も絶えだえで、やっとのことで相談に来たのです。傍目からは今倒れてもおかしくないように見えました。

その女性は肩で息をしながら、大森先生の顔を真剣な目で見つめています。一方、大森先生は、「大丈夫、排毒だよ」とニコニコしながら相談に乗っているのです。大森先生は女性の症状の行く末を達観し、「ひと月もすれば乗り越えるよ」と、またニコニコしながら言うのです。

女性の症状は、全身の倦怠感と呼吸の辛さでした。元々卵巣ガンがあり、病気をきっかけにマクロビオティックを始めたといいます。排毒反応のとき、食欲不振、体重減少をともなうことが少なくありません。女性もひと月ほど前から食欲がなくなり体重が減ってきていました。その後、全身がだるくなり、呼吸が辛くなってきたというのです。

少食は排毒反応を促すのにとてもよい働きをします。むしろ排毒反応の時はあまり食べられないものです。また、排毒反応のときは、「おいしい」食べ物と、そうでない食べ物がはっきり分かれます。いつもは何を食べてもおいしいという人が、排毒反応のときには、おいしく食べられるものとそうでないものがはっきりするのです。

自然治癒力を高めることを第一義とする正食医学では、症状を心身の調和反応とみます。食欲不振や倦怠感は、胃腸や肝臓、すい臓などの消化器系を休めなさいという体の内なる声です。

その女性は、ひと月後にまた相談に来られ、見違えるほど元気になっていました。体重こそ大きな変化はなかったのですが、肌のつや、血色ともに別人のようです。年配女性に対する陰陽の判断は、陽性に偏り、陰性な食事によって全身をゆるめる必要があると、大森は指示したのです。排毒反応のときにこそ、陰陽の判断が大事です。

私が食養指導している乳ガンの女性がある時、マクロビオティックの基本食（玄米ごはん、みそ汁、漬物、きんぴら、ひじきの煮物など）が「おいしくない」と言うのです。また、首や肩や背中が今までになく凝ると言いました。

他の症状と複合的に考え、そして直感的にも陽性の症状と判断し、三日間ほど塩断ち（無塩食）を実践してもらったのです。塩断ち（無塩食）というのは、塩、みそ、醤油、梅酢などの塩気を一切使わない料理です。そして、その人は塩断ち料理が「おいしい」と言ったのです。

塩断ち料理はマクロビオティックの食事の中では、もちろん素材と火の入れ方にもよりますが、かなり陰性の食事法です。その塩断ち料理がおいしいのですから、やはり陽性な症状だったのです。ところが塩断ちから三日目の晩、旦那さんから電話で、奥さんが風呂場で倒れたというのです。塩気を三日間一切摂らずに風呂場で倒れたわけですから、貧血になってしまったのかと最初は考えました。ところが急いで駆けつけてみると、ちょっと様子が違うのです。

顔色は黒ずみ、唇もかなり黒いのです。そして何より、旦那さんが陰性の貧血になったと考え、梅生番茶を飲ませたら、二口飲んで「重くて飲めない」と言ったというのです。これらを考えあわせ、さらに直感的にも、陽性な反応だと考えました。

一〇〇%のりんご果汁を同量の水で薄め、温めて飲んでもらいました。一口飲んだ瞬間に「おいしい」といいます。一〇〇ccほど一気に飲み干し、顔に赤みが差してきたのです。塩断ちを実践すると、眠っていた細胞が逆分化して血液に溶け出してくるのではないかと想像しています。陽性な要素の細胞が溶け出してくれれば、陰性な塩断ちをしても陽性な反応が出てくることはそれほど珍しいことではないのです。むしろ多々あると言っていいのです。この乳ガンの方の反応は塩断ちの典型的な排毒反応であったのです。

山登りが好きな人に「なぜ大変で辛いのに、山を登るのですか?」と尋ねれば、「山が好きだから」「山登りが好きだから」という端的な答えが多くの場合返ってきます。食養もまったく同じです。山登りの良さも、山に登ってみないとわからないのと同じように、食養もやってみないと、その良さがわからないのです。

「わかる」ところまで行くには、それなりの時間と修養が必要です。わかったつもりになっていることもあるし、まったくわからず樹海の中をさまよっているようなこともありますが、それも往く道の常道のようです。

食養における常道には排毒反応の経験があります。大きな排毒もあれば小さな排毒もあります。私は食養生活十年未満のときには、大小さまざまな排毒反応を経験しました。妻は病人と結婚してしまったと嘆くぐらい、毎週のように何らかの排毒反応が出ていました。

私は胃腸の調子が良くなかったので、吐いたり下すことが多かったのです。そして、次頁で紹介する排毒反応をきっかけに、パッタリとそれがなくなったのです。今では胃腸の調子はすこぶる良く、吸収力が高まり、造血力がグンと高まったのを実感しています。

一五年目の排毒反応で教えられたこと

かれこれ一〇年ほど前、寒さが本格化する初冬のことでした。仕事を終えて帰宅すると、焼き芋が用意されていました。さつまいもは大好きというほどではないのですが、季節の初物であったので食べてみたのです。食べたときは、甘みもあり、ホクホク感もあり、おいしいと感じました。

その日は早くに帰宅したので、子どもたちに合わせて私も早くに床につきました。ところが、布団で横になっていると、お腹が変なのです。グルグルと音が鳴り、お腹が自分の体から離れたような感覚になってきました。焼き芋に当たったかなと思い、急いで手洗い場に駆け込みました。お腹の違和感はとりあえず収まったのですが、また布団で横になっているとグルグルとお腹から音楽ならぬ音苦が聞こえてくるのです。寝床と手洗い場を何度往復したでしょう。お百度参りならぬ、お百度トイレ。そんな冗談の余裕も消えてきて、吐き気さえもよおしてきました。下から出るものが色のついた水だけになってくると、口からは晩に食べたものや異様なものが出てくるのです。

最初のうちは出るものが出てそれなりの爽快感があったのですが、そのうちに体力が消耗し、手を使わなければ階段が登れないほどになってきました。そして、ついには階段も上ることができないくらいヘロヘロになってしまったのです。

望診相談を仕事としていますから、自分の望診をしてみました。鏡に映った自分の顔に驚きました。頬はこけ、目の玉が飛び出しそうなのです。体重計に乗ると、一晩で五キロも落ちていました。

望診の余裕さえ消えかけそうでした。手足は冷え、手は小刻みに痙攣していました。手のひらを見たら、のっぺりとなって手相の線がことごとく消えているのです。手相に運命が表れると昔から言われますが、腸からの排毒反応を経験して、腸の状態が手相に表れているのだと気づいたのです。

人は二四時間のうちに一五％体重が落ちると意識不明になることもあり、二〇％体重が落ちると死に至るともいわれています。私のこの時の排毒では、一晩のうちに約一二％体重が落ちたのです。そして、血液中の電解質が急激に減少したために手足の痙攣が起こってきました。これ以上、何もせずに吐き下しが止まらなかったら命の危険もあると感じて、やっと手当てをしようという気になったのです。

まずはくず湯を飲みました。おいしさを感じることはできたのですが、それでも胃腸の具合はよくなりません。次に梅生番茶を飲みました。これもおいしく感じるのですが、嘔吐や下痢は止まらないのです。

くず湯も梅生番茶もおいしく感じたので、この排毒反応は陰性な症状だと確信しました。それで少し時間を置いて、梅干の黒焼きをくず湯に溶いて飲んだのです。そうしたらビックリ。梅干の黒焼きが胃に落ちていくその感覚で、何だか力が湧いてくるのです。胃に入ってたった数十分たっただけで、吐き気が治まったのです。吐き気が治まると同時に腸も落ち着きを取り戻し、その後は下すこともなくなりました。

それから二度ほど梅干の黒焼きを入れたくず湯を飲んで、やっと床につくことができましたが、すでに朝になっていました。

嘔吐と下痢が止まり、布団の中で湯たんぽを使って体を温めたら、手相も徐々に元の形に戻ってきました。手相に体内環境が表れていることがよくわかりました。私はこの排毒体験以来、お腹の調子がすこぶる良くなり、体重が増えるようになったのです。

焼き芋がキッカケで大きな排毒を体験させてもらったのですが、それ以来二年ほど焼き芋は怖くて食べられませんでした。今はそのトラウマからは抜け出し、焼き芋をおいしく食べられます。私のこの時の排毒反応は、マクロビオティックを始める前に造られた体の大掃除だったと思います。真生活（食養生活）一五年目の排毒反応でした。

本来、心と体の間に壁はありません。頭で思ったこと、心に湧き起こってきたことのすべては実行でき、実現できるものです。食養を実践し、しっかりと心身が浄化されてくると、そのことがよくわかります。頭ではわかっていても、体では実践できないということは本来ないのです。

この世はすべて中庸の力で満たされています。中庸は調和の別名です。世の中で起こることすべてが生命の調和反応といえます。私が体験した排毒反応は心身の調和反応だったと思うのです。その証拠にあれ以来、お腹を下すことがなくなり、心身ともに一皮むけた感がしたのです。とはいえ、完全絶対の肉体と心はありません。右に振れ、左に振れ、それでも調和をとってくれる命に感謝の念が湧いてきます。

大森英桜は生前、「一生排毒だよ」とよく言っていました。

命は調和そのものですから、排毒反応によって命の調和がなされているのです。排毒反応を経験して心身の調和がとれてくると、心と体の間に壁はないとわかります。

心と体の間に壁がある状態では、必ず行き詰まるようになっています。行き詰まるは「生き詰まる」であり、「息づまる」「活きづまる」。息と活きが詰まって、心身の不調和を知らせてくれ、行き詰まりそのものが排毒反応であり調和反応です。

今起こっている病気や不幸は調和反応だ。ズバリそう言われたら、首を傾げたくなる人もいるでしょうが、私は確信をもって命の調和反応だと思えるのです。排毒反応は調和反応だと気づいたとき、この世のすべてが有難く、愛おしく、面白いものだと感じられるようになったのです。

肝臓が悲鳴をあげている

肝臓には主に三つの働きがあるといわれます。

①胆汁の生産
②養分の貯蔵と流通
③毒素の分解

食物中の脂肪分はすい臓から分泌される膵液によって消化分解されるのですが、脂肪分は炭水化物やタンパク質などよりも分解されにくく、その分解を補助するのが胆汁です。膵液によって消化分解された脂肪酸を腸内でより吸収しやすい形に変えるのも胆汁の働きです。脂肪分の摂り過ぎが肝臓に負担をかけるというのは、このためです。

脂肪には、植物性脂肪と動物性脂肪がありますが、消化分解が圧倒的に難しいのが動物性脂肪です。さらに動物性脂肪に含まれるホルモン剤や抗生物質などの毒素が肝臓に強烈なダメージを与えます。

小腸で造られた血液と小腸から吸収された養分は、門脈を通って肝臓に送られます。肝臓は、それらの血液と養分を貯蔵したり、必要に応じて全身に巡らせます。さらに肝臓は、細胞から出た有害なアンモニアを害の少ない尿素に作り替える働きもしています。尿素はその後、腎臓に運ばれ、ろ過されて尿として排泄されます。

肝臓に余力のある時は、食物から取り込まれた毒素は肝臓で分解してしまいますが、余力が少なくなってくると毒素は肝臓に溜め込まれます。さらに余力がなくなってくると、毒素を分解できなくなってしまいます。

現代人の肝臓は、その多くが悲鳴をあげています。肝臓で毒素を分解できなくなってくると、肌が黒ずんだり、シミ、そばかす、吹き出物が増えてきます。毛穴が目立つのも、肝臓の悲鳴で心臓に負担のかかっていることを表します。常にイライラしていたり、焦燥感が強く、何かに追い立てられているような感覚も肝臓からの悲鳴です。

マクロビオティックでは玄米菜食が基本ですが、肝臓に問題のある人は玄米の食べ方を注意しなくてはなりません。圧力鍋で炊いた玄米を一日三食食べていると、副食との組み合わせ方次第では、さらに肝臓に負荷をかけます。玄米のぬかの部分に脂肪分が豊富ですから、いくら良質な脂肪であっても「過ぎたるは及ばざるが如し」です。

肝臓に問題のある人は、玄米に大麦を混ぜて土鍋で炊いたり、玄米に大根を入れて炊くのもよいです。玄米だけのご飯よりも、麦入り玄米や大根入り玄米ご飯の方がおいしいようであれば、その方がよいでしょう。お粥にすればさらに肝臓の負担は減ります。

玄米そのものを「おいしく」感じない人は、分搗《ぶづ》き米やめん類を主体に食べるのもよいでしょう。分搗き米にも押し麦や丸麦などの大麦を入れた方がよいでしょう。めん類の粉は、日本の伝統的な在来の地粉を使うのがベストです。海外のものであれば古代小麦のめん類がよいです。

さらに肝臓が悲鳴をあげている人は、マクロビオティックの基本食ではなく、野菜を大量に摂る陽性向けの排毒食が合っています。旬の野菜をサラダで食べたり、蒸したり、茹でたり、煮たり、好きな調理法で大量に食べます。野菜スープや野菜ジュースもよいでしょう。飲み物の方が野菜をたくさん摂れるので、お茶代わりに飲むのもよいです。干しシイタケや干しマイタケを煮出したスープも肝臓の解毒にはとても合っています。

進行した肝臓ガンの人が、キノコのスープと野菜スープを大量に摂ることで、肝臓の炎症が消えて、諸症状が緩和したこともあります。あと何カ月命がもつかわからない、といわれた人が、すっかり元気になってもう十年以上にもなる、という実例もあります。

三年番茶やハーブティーも口に合うものをたくさん飲んでもよいでしょう。

マクロビオティックを十年近く続け、B型肝炎のキャリアが消えたという人もいます。一般的にはB型もC型も一度罹ると、発症はしなくてもキャリアは消えない、ということになっています。しかし、実際に消えた人がいるのです。

無双原理とは「変わらないものはない」という、変化の原理です。この世は絶対のない、常に「移り変わる」世界です。要は、B型肝炎ウイルスが住めない肝臓になればいいのです。肝臓は、とても活発で代謝のよい臓器です。食養指導の経験上、肝臓の病気は治りやすい、ということを実感しています。肝炎も肝硬変も肝臓ガンも、食養で治った人がとても多いのです。

肝臓の病気のほとんどが動物性食品の摂り過ぎですから、肝臓の食箋は、純正の穀物菜食が一番です。一切の動物性食品を摂らないことが大事です。

動物性食品や添加物の入った食品から作られた細胞が肝臓から消えれば、肝炎ウイルスは肝臓に必要ありません。肝炎ウイルスは肝臓の毒素を浄化しようとして存在してくれているのですから、有り難い存在です。自分の体に合ったマクロビオティックを根気よく続けていれば肝炎のキャリアも消えることを、その方は証明してくれたのです。

なお、肝硬変の食養生については、第6章の「望診と食養指導」で説明します。

ガンは人類への警鐘

ガンは日本人の死因の第一位です。二人に一人がガンになるといわれています。現代日本人の国民病といってもいいでしょう。

　現在は戦後生まれの人が大半になりました。戦後の高度経済成長期は、庶民の衣食住すべてに、石油化学物質がものすごい勢いで入り出した時代でもあります。実はガンという病は、これらの石油化学物質を排泄しようとする体の浄化作用として表出していると、正食医学では考えています。ガンは、私たちの体を蝕もうとしているのではなく、むしろ体を浄化しようと現れたものと考えるのです。

　死因の第一と怖れられていますが、ガンそのもので人は死ぬのではありません。ガンの排毒症状に私たちの体力がついていけずに、多臓器不全になって人は死んでいくのです。ガンの排毒症状をうまく乗り切り、高度経済成長期以前の日本人が持っていた体の細胞を身につけたならば、末期ガンであっても克服することができるのです。

『がんが自然に治る生き方』（ケリー・ターナー著　プレジデント社）という本があります。著者は、腫瘍内科学の研究者でハーバード大学時代に統合医療に興味をもったといいます。その後、博士論文研究で、ガンが劇的に寛解《かんかい》した一〇〇〇件以上の症例報告論文を分析したそうです。

　末期の進行ガンから「劇的な寛解」に至った症例報告が世界には数多くあるのに、誰もそれについて研究しないことに違和感をもった彼女は、一年間かけて世界一〇カ国へ出かけ、奇跡的な生還を遂げた人たち一〇〇人以上にインタビューしてわかったことがあったというのです。

余命宣告から「劇的な寛解」に至った人たちが実践したことは、様々な共通事項がありました。その中で、末期ガンから自力で生還したほぼ全ての人たちが実践していたことが九つあることに、彼女は気づいたのです。その本では、自然治癒力を引き出した九つの実践項目が章立てになっています。

①抜本的に食事を変える
②治療法は自分で決める
③直感に従う
④ハーブとサプリメントの力を借りる
⑤抑圧された感情を解き放つ
⑥より前向きに生きる
⑦周囲の人の支えを受け入れる
⑧自分の魂と深くつながる
⑨「どうしても生きたい理由」をもつ

この九項目に順位はないといいます。人によって重点の置き方が異なるものの、劇的寛解の経験者はほぼ全員、程度の差はあれ九項目ほぼすべてを実践していたというのです。

私が指導した末期ガンから生還した人たちにも共通していて、驚くとともに納得したのです。そして、自然寛解した事例が論文になっているだけでも世界中に一〇〇〇件以上あるということは、論文になっているのはごく一部のようですから、相当数の「自然に治った人たち」がいることを証明していると言っていいでしょう。

抜本的に食事を変える中で、治った人たちの多くが断食を経験していると、著書の中で報告しています。断食は最大の解毒方法であるとも述べています。ガンという毒素の塊を排毒・排泄させるのに断食はもっとも大きな力となっているのです。ガンを発生させない食事とともに、定期的な断食が体に溜った毒素を排泄してくれるのです。

実は、この本（『がんが自然に治る生き方』）を私に紹介してくれたのは、「和道」の半断食に参加された男性でした。彼は合宿に来る半年ほど前に肺ガンと診断され、医師から余命六カ月の宣告を受けていました。「和道」を訪ねて来たときは、六カ月目に入っていたのですが、食事を変えて生き方が変わったら、宣告を受けたときよりも元気になって、ガンから遠ざかっている感じだ、というのです。

現代の日本では、ガンが生活習慣病であることを忘れている人があまりにも多い。食事と生活を変え、心と体が変わってくれれば、ガンは治るのです。ターナーさんはそのことを証明しようと思い、この本を出版したのです。

桜沢如一も、半世紀以上前に出版した『ガンは人類の敵か恩人か』（絶版・日本ＣＩ協会）という著書の中で、ガンは私たちに体質改善をせよと警告する自然治癒力そのものである、と明言しています。ガンは人類に生き方革命を促す、自然からの警鐘ともいっていいでしょう。私たちはガンを目前にして、生き方そのものが問われているのです。

そういう大きな視野でみれば、ガンは人類にとって恩人です。

マクロビオティックは、身土不二と一物全体を基本とした、世界の伝統に根差した食を中心とする生活法です。本来は誰でも実践できる食と生活法であるのですが、自然から乖離した農業が一般的になった現代では、本当に難しい食になってしまっているというのが実情です。健康長寿の国を目指すためにもマクロビオティックは欠かせないのですが、その食を実現するのにもっとも大事なことは、自然な農業を再興することです。

私たち一人ひとりが自然な農業から育まれた食物をいただくことが、大きな革命につながる小さな行為であるのです。マクロビオティックが普及すれば必ずガンは減ってきます。二人に一人から三人に一人、四人に一人と、徐々にそして確実に減ってきます。

私は縁あって多くの人の食生活改善に関わらせていただいていますが、マクロビオティックを実践する人は、現代一般の人に比べてガンに罹る率はずっと少ないと感じています。何%と統計を取っていないのでわかりませんが、一〇%以下であることは間違いないだろうと思います。しかし、マクロビオティックを実践していてもなぜガンに罹ってしまうのかということも、よく聞かれる質問です。

マクロビオティックを実践する以前に取り込んだ石油化学物質を上手に排毒、排泄できないと、マクロビオティックを実践していてもガンになるケースがあります。もちろん、体はある程度きれいになるのですが、その食事が陽性すぎたり、生活法としてのマクロビオティックが疎かであったりする場合が多いのです。

生活法としてのマクロビオティックというのは、簡単にいえば掃除です。掃除が疎かであれば、私たちの体は本当の意味ではキレイになりません。掃除というのは、もちろん日々の家の掃除が基本になりますが、定期的な断食や塩断ちも体の掃除に含まれるのです。断食と塩断ちを年に数回でも断続的に行っていると、ガンに罹る率がさらにグッと下がります（塩断ちについては第3章で詳しく説明します）。

いつかは今までの経験を数値化して公表したいと思っていますが、断食と塩断ちを年数回でも習慣化した人の健康度は、日々の食養だけの人に比べてものすごく高いのです。

実際に、マクロビオティックを実践しながらもガンで亡くなった人を見ていると、断食と塩断ちができていなかった人が圧倒的に多いのです。

断食と塩断ちも、自然な農業と同じく、昔からの伝統的な生活法です。宗教は本来、昔からの健康長寿法を子孫に伝える役目を担っています。世界の伝統的宗教にはすべて断食があります。そして塩断ちも、日本古来の神道や仏教の行法のひとつとしてあるのです。

断食と塩断ちを国民運動として実践し、自然な農業があたりまえの農業となれば、ガンに罹る人はほとんどいなくなると思っています。

朝食前の掃除を習慣に

天災は忘れたころにやってくる、と言われます。私も時々、天災（？）が腰に落ちてくることがあります。数年前、ズボンをはきかえようと腰をかがめたその時、激痛が腰に走ったのです。屈んだ姿勢のまま体を動かすことができず、ゆっくりとうつ伏せになるのがやっとでした。いわゆる、ぎっくり腰です。

椎間板に異常が出たのか、腰骨の周りの筋肉の損傷か、または腰椎に異常が起こったのか、激痛の腰に手を当てながら、腰の中に想いを巡らせました。とはいえ、腰の状態をレントゲン等で診たわけではないので、はっきりしたことはわかりません。ただ、回復のスピードと状態を診ていけば、ある程度の様子がわかるだろうと考えたのです。

ほとんど体を動かすことができず、まるまる二日、布団の中で湯タンポをかかえて横になっていました。その間、妻に生姜シップと里芋パスターをしてもらうと腰の状態はだいぶ楽になりました。特に里芋パスターの力は絶大で、腰に当てていた里芋パスターをはがした後の痛みの軽減はビックリするほどでした。三日目に里芋パスターを体から外した瞬間、飛んで跳ねることができるほど痛みが消えていたのは驚愕でした。

回復の具合をみて、腰痛は腰回りの筋肉の損傷だったのだと想像できました。椎間板や腰椎の損傷では三日間で回復することはあまり考えられないからです。

私の腰痛の原因には、過労もあったと思います。食事は野菜や果物が少なく、穀物が多く、陽性過多に拍車をかけていたのです。

こうして自分自身の反省を喚起してくれる病は有難いものです。もし人に病がなかったら、人間はどんな生き方をしていたか？　病がなかったら、人は生まれて死ぬまでずっと幸福だろうか？

『もしも月がなかったら』（東京書籍）という本があります。ニール・F・カミンズという物理学者が、科学にもとづいて地球の運命をシミュレートした内容です。もし月がなければ、地球の自転速度は今よりずっと早く、一日は八時間となるようです。強風が絶えず荒れ狂い、高山も存在せず、生命の進化も遅い、というシミュレーションになったということです。

古代人は太陽を陽性の象徴とし、月を陰性の象徴としていました。陰陽無双原理でみても、もしも月が存在しなければ、地球は陽性すぎて、今のような人間は誕生しなかったと想像できます。今、私たちがこのように生きられるのは、月と太陽、陰陽の恵みが私たちを生かしてくれているからです。

病気と健康は、陰陽の恵みそのもの。病は陰の恵みのひとつです。もしも病がなかったら、人間は謙虚さがなく、横暴極まりなく、精神性の発達も遅い、ということになるのではないでしょうか。

地球に月のあることと、人間に病があることとを結びつけるのは、いささか乱暴かもしれませんが、陰陽でみれば決して的外れなことではないと思います。

病は人間における陰の精神性を高めてくれます。病を得たら、精神の高みに足を踏み入れる絶好のチャンスです。病に悩み患うことはないのです。嬉々として精神の世界に飛び込んでいけばよいのです。「おめでとう」という言葉は、病を得て、陰の力を得た人にこそ贈る言葉ともいえるのです。

日本では、年の瀬になると大掃除をして新たな年を迎えます。美しい恒例行事ではあるけれど、日々の掃除（小掃除）や時折りの中掃除ができていないと、暮れの数日だけの大掃除では、家の中はきれいになりません。忙しいなか大掃除でケガをしたり、疲れ切って寝正月になってしまったりすることが時にあります。

ひるがえって、私たちの体も同じです。日々の食事と生活が秩序正しいものであれば、時に風邪をひいても治りが早く、かえって風邪の効用で、ひく前よりも元気になるものです。風邪は万病の元とよくいわれますが、これは日々の食と生活が無秩序な人に当てはまる言葉です。日々の食と生活が秩序正しい人においては、風邪は厄落としそのものなのです。

日々の食と生活が秩序正しい人でも、時々断食や塩断ちをすることは、心身の中掃除になってとてもよいものです。特に日々の心身の掃除が十分でなく、過去からの毒素の蓄積が多く、掃除が追いつかない人には重要な意味をもちます。また、何か自分への満足感が薄く、いわゆる自己肯定感が弱く、自己否定感の強い人には、人生革命としてとても大きな一歩になります。

人生の大掃除というものは、巡りあわせによって、人それぞれに突然引き起こされるものです。病であったり、事故であったり、事件であったり、人によりそれぞれです。

これらの人生の大掃除を乗り切っていくには、日々の秩序正しい食と生活（小掃除）が基礎となります。その上で、年に一度、あるいは病を抱えている人であれば年に数回、断食や塩断ちの中掃除をしておくと、しっかりと大掃除を乗り越えて、人生が晴れて、運も開けてくるのです。

桜沢如一が言った「本能をみがく」ということは、食を正すことと、生活を正すことです。食と生活は切っても切り離せません。食は正しいけれど生活は乱れている、ということは、本来ありえません。生活が乱れて日々の掃除をしないようになると、食も乱れます。どんなに正しい食事をしていても、正しい生活ができていなければ、その食は十分にきれいな細胞を作ることができません。

桜沢は毎朝かならず道場周りの道などを掃除する有名な「掃除魔」だったというエピソードが残されていますが、わたしの道場（和道）でも、朝の掃除を何よりも大事にしています。身の回りがきれいになると、身の内がきれいになる。特に朝飯前に掃除して清めることは、神前で手や口を清めることと同じで、食べ物を上手に血液化するもっとも大事な生活です。

「陰陽」は「陽陰」とはいいません。陰が先に来て陽が後に来る。「出入り口」も「入り出口」とはいわないように、私たちの身体も老廃物を出さないと新しいきれいな血液が作られないのです。

マクロビオティックの生活法は、日本人が伝統的に育んできた生活法に陰陽の光を当てて現代に再興することです。

断食・半断食は心身の中掃除

日々の習慣とは大事なものです。

笑顔の習慣がないと自然に笑顔が出てきません。顔の筋肉も、他の筋肉と同様に、日々習慣的に使っていないと硬くなってしまいます。ニコッと笑う習慣が身についたならば、顔の筋肉は柔らかくなり、肌の血行もよくなり、若返り、美人になります。美しい人というのは、男女を問わず、血行がよい人といってもよいでしょう。

私は一万人近い人の望診（食養指導）をしていて、笑顔の習慣のある人には肌の艶がよくきれいで、笑顔の習慣のない人にはシミ、そばかすが多いのに気づきました。笑顔になることによって顔の血行がよくなり、顔だけでなく全身の血行がよくなるために、シミもそばかすも消えてゆくのです。もちろん血液がきれいだから血行が良くて笑顔が絶えないということでもあります。さらに、笑顔の習慣がある人は心も穏やかです。笑顔と血液循環、そして心は相関的なものです。

笑顔は最大のお布施といわれます。人によい気分を与えているのです。赤ちゃんや子どもの笑顔に触れると、何ともいえない幸せな気分になります。笑顔は、人に喜びや幸せを与えるだけでなく、自分自身に最大最高の健康と幸福をもたらしてくれます。笑う門には福来る。笑顔ひとつみても、この世とは自他一体であることに気づかされます。笑顔で幸福を与えていながら自分に返ってくる健康と幸福。なんと素晴らしいものでしょう。

食を正してきれいな血液になれば、笑顔が自然に出てくるものですが、凝り固まった顔の筋肉を解すのは簡単なことではありません。最初は作り笑顔でもよいでしょう。体が本当にきれいになったならば意識せずとも笑顔が出てきます。そして、本当にきれいになったならば、意識せずとも正しい食をしています。正しい食は顕在意識から潜在意識、そして超意識まで、すべてを浄化してくれます。

想いが先か食が先か、これは面白い問題です。どちらが先かは人によって違います。心の鍛錬から食が正される人もいれば、食を正して心が鍛えられ磨かれる人もいます。人によって入り口は様々です。しかし、どんな入り口からであっても、人は笑顔という最高のお布施を自他に与えて生きていけるかどうか。入り口はどこであっても、健康と幸せの出口が一つであることは、おもしろいことです。

桜沢如一の健康の七大条件の一つに「万事スマート」というのがあります。体に毒素が溜まっていたら、決して実現できるものではありません。

人間本来の生命力は自分と他人の区別なく、自他ともに喜びあい、高めあう、それを自然に分かちあえる命であるのです。貶《おとし》めあったり、蔑《さげす》みあうのは、体内の毒素を排泄しようとする排毒反応としての心理であるのです。貶めあったり、蔑みあったりすれば、必ず当事者に難しさが降りかかりますから、まさに難あり有難く、試練を経験させてくれるのです。

排毒を受け入れる、そんな生き方が、現代のマクロビオティックです。

平成の時代は、昭和に輪をかけて、毒素がより一層溜まった時代でした。しかし、平成の後半には、それらの浄化も少しずつではありますが目が向けられるようになってきました。令和の幕開けで新たな時代を迎えた今、浄化にますます拍車がかからなければ、決して大げさでなく、人類の存続も危ぶまれるように感じています。

桜沢如一は、「働かざる者」ではなく「遊ばざる者食うべからず」と言いましたが、その真意は次の言葉にあります。

「スキなことをタンノーするほどやりぬき、スバラシイ、オモシロイ、ユカイな一生を送る。そしてスベテの人々に永く永くよろこばれ、カンシャされることである。」

排毒の時代をいかに面白く楽しく歩んでいくか。それもまた、マクロビオティックのひとつの遊びです。そんな生き方を実践して、ユカイな一生を送りながら多くの人にもカンシャされることこそ、最大の喜びではないでしょうか。

世界はいま再びマクロビオティックに注目

桜沢如一は、日本が高度経済成長を謳歌する中、食や環境がますます劣化・悪化していく中で、海外へマクロビオティックを広めようと、フランスをはじめインドやベトナム、アメリカなどへ渡ります。アフリカではシュバイツアー博士に論戦を挑んだりもしています。桜沢は「貧乏武者修行だ」というような冗談を弟子たちに言って、一年のうち半分以上は海外に雄飛してユカイな一生を送ったのです。

それから半世紀以上たった今……、桜沢先生でさえ想像できないだろう大きな変化のひとつが情報革命です。インターネットの普及で多くの人がもの凄い量の情報を瞬時に得ることが可能になりました。「念ずれば通ず」といわれますが、現代は「スマホれば通ず」といった方がいいかもしれません。しかし、スマホで本当に通じているかというと、感情を伝えることはなかなか至難な所もあり、いくらスマホ時代といっても、人と人が心底通じ合うというのはいつの世でもそう簡単なことではないようです。

それより何より、情報革命は私たちの脳に情報洪水を引き起こしました。私などは、誰よりも自分の脳のキャパ（許容量）が少ないのをわかっていますから、過剰な情報は入れないことに徹しています。本当に心身が欲するところの情報をしっかり頭と体に刻み込むことの方がいかに有益かは、多くの先人が伝えるところであり、私自身も身につまされて納得するところです。

脳はこの情報洪水を真面目にもせっせと処理しようと頑張りますから、その結果として脳疲労を引き起こしてしまうのです。一時的な脳疲労であれば、寝て起きれば疲労が取れるのですが、慢性的な脳疲労になると、まずは食が乱れます。どんな食べ物であっても、食べることそのものが一時的に脳の疲労が取れたような錯覚を起こさせます。

さらに睡眠薬や精神薬などのクスリに頼るようになると、脳疲労を改善するのではなく、疲れを無かったことにしてしまいます。疲労がとれぬまま、食と生活を変えずに、今までの脳疲労と腸疲労を勃発させた生き方を続けていきますから体の細胞は悲鳴を上げます。これが細胞疲労です。

現代人は細胞から疲れています。まずは脳疲労と腸疲労を改善することです。その「はじめ」に、排毒をうながす断食があります。筋肉が疲労したならば休ませれば回復するように、腸が疲労したならば、断食をすれば腸は回復してくるのです。腸と脳は一蓮托生です。腸の疲労が取れると不思議と脳の疲労が取れてきます。そして、脳を休ませれば腸の疲労回復は早まりますから、情報を断つことは疲労回復に相乗効果があります。

断食中は胃腸だけでなく頭を休めることがとても重要であるのです。

病気の大元に腸疲労があります。腰痛や不眠、眼精疲労や口内炎、糖尿病やガンなどの生活習慣病に至る大きな病まで、その根本には汚れて疲れきった腸に問題があります。健康の指標に「快食、快眠、快便」といいますが、よい大便が出ていれば、大きな病になることはまずないのです。

多くの人の食養指導に携わってきて得た確信が腸の元気を保つことができたら、人は元気であるということです。健康を求めるのであれば、まずは何より腸の健康を維持することです。

腸の不調を診断するのに、マクロビオティックを含め東洋医学では陰陽という物差しを使います。腸が陰性に偏って不調なのか、陽性に偏って不調なのかを判断します。腸に限らず、体の不調は陰陽どちらかへの偏りから生じています。陰陽の偏りなく、中庸な状態が健康であるのです（陰陽についてては第4章で詳しく述べます）。

腸が陰性に偏ると大便は固まらずゆるくなります。下痢になるのはさらに陰性の特徴です。しかし、下痢が続いても体力は落ちず、むしろ下痢便が出た後のほうが多少なりともスッキリした感じがあるようであれば、陽性の下痢の可能性があります。

一方、腸が陽性に偏るとしばしば起こるのが便秘です。それも、時に出てくる便が硬いものであれば陽性が強い便秘といえます。しかし、便秘ではあっても、時に出てくる便がゆるく、下痢状な便であれば、陰性を含んだ便秘と考えます。

腸の状態が陰陽どちらかわからなければ、くず湯やくず練りとリンゴを食べ比べてみるのです。くず湯やくず練りの方がおいしく感じるようであれば陰性であり、リンゴの方がおいしく感じるようであれば陽性です。陰陽どちらかわからないときは、味覚という感性で判断するのが間違いのない方法です。どちらもおいしく感じるようであれば、陰陽の偏りはそれほどなく、腸の状態もそれほどひどいものではないのでしょう。陰陽どちらの症状にしても、腸はよく温めることが大切ですが、極陽性で腸に炎症があるときは大根おろし、ごぼうおろし、リンゴおろし等をおいしいと感じる最大限の量を食べ続けることが大事なこともあります。

そして、現代人の腸をよくする最も大事なことは、よく噛んで唾液をたくさん出すことと、腸を休めて排毒してあげること、そして、運動や温熱で腸を外から活性化してあげることです。この三つが実践できたら誰でも腸は元気になります。

脳疲労、腸疲労、細胞疲労は日本に限ったことではありません。文明化と称する近代化では多くの国で私たちの体は悲鳴をあげています。だからこそ世界は再び、マクロビオティックに目を向け始めているのでしょう。

事実、ここ数年は海外からも食養指導や講義の依頼が増えてきています。最近ではタイやベトナム、台湾でもマクロビオティックの関心がとても高いのです。ヨーロッパやアメリカはもとより、世界的に脳疲労、腸疲労、細胞疲労を改善するのにマクロビオティックは大きな力となると確信しています。

第3章

いのちと血潮——塩のはたらき

塩ほど人間にとって大事なものはないと
食養に出会って思い知ったのですが、
一方で、塩断ちもまた人間にとって必要であるのです。
「いい塩梅」を見つける。
日々の食においても人生においても、
いい塩梅が大切なことのようです。

「塩は生命の元」ではあるけれど

食養指導を行っていると、まれにまったく塩気がダメという人がいます。みそ汁はどんなに薄くても飲めない。澄まし汁にしてもほとんど塩なしのものでないと鹹《から》く感じて食べられないというのです。椎茸スープも醤油なしでないと飲めない、という人もいます。塩気がまったく入らないということは、身体の状態としては中庸から大きくかけ離れていますが、それもまた食の本能ですから、塩気を入れないこと自体は間違っていないのです。塩は食物（調味料）の中でも陽性の代表です。

体質や体調が陽性な人は塩気を好みません。むしろ嫌がる人も多い。それでも何年も何十年も塩気をほとんど摂らない菜食の生活を続けていくと、塩気が入るようになってくるというのも事実です。動物性食品には食品そのものにナトリウムがありますから、塩気としての陽性を補わずとも生活できるものですが、菜食では塩気を補っていくことが大事です。それでも過去にたくさんの塩気の蓄積のある人は、塩なし生活で体は活き活きしてくるということもあります。

体活き活き、心ワクワクの状態は陰性にも陽性にも極端に偏らない中庸の状態ですから、陽性に偏っていた人が塩なし生活で中庸に向かっていけば健康状態はよくなっていくのです。

塩は命にとってかけがえのない大事なものです（もちろん、ここでいう塩は、天然の塩のことです)。「血潮」という言葉があるように、塩は生命の元といえます。しかし、どんな人でも本能を無視して塩をたくさん摂ればよいというのではありません。食の重要性を体で感じるには断食することが一番ですが、塩の重要性を感じるにも塩断ちすることが一番です。

仏教の修行には穀断ち、塩断ちなどの食の行があります。これらの行も食の重要性、特に五穀と塩という菜食の中で、陽性な食物を絶つということで陽性の重要性を再認識するのです。そして、それらの行の前には必ず心身を陽性化させる別の行を実践しています。

天台宗比叡山の「千日回峰行」は、七年かけて千日間、一日四〇キロ以上の山道をものすごい勢いで上り下りする荒行として知られています。徹底して歩くことによって心身を陽性化させるのです。また、護摩《ごま》行といって熱で体を陽性化させる行もあります。心身ともに陽性化させておいてから陽性な五穀や塩を絶つのです。

千日回峰行の終盤には、四無行といって、飲まず、食わず、寝ず、横にならず、という荒行を九日間行うというのですから、超人的です。心身が陽性化されていなければ五穀断ち、塩断ちを完遂することはできないのです。どんな食物にも効能があります。一方、「過ぎたるは及ばざるが如し」、過ぎれば副作用や副反応があります。塩もまたそうです。

私の学生時代、おんぼろアパートで生活している頃です。あまり掃除もせずにいい加減な生活をしていてアパートの中ではゴキブリと共同生活しているようなものでした。そんなある日、てっかみそ（食養ふりかけ）のビンのフタを閉め忘れて寝てしまい、翌朝気づいたら、ビンの中にゴキブリが侵入していました。

「何だこりゃー」と驚いたのですが、ものは試しと考え、フタの代わりにラップをして空気穴を開けて、てっかみそのビンの中でゴキブリを飼ってみたのです。

七日ほどはそれほど変化なく生きていたのですが、一〇日を過ぎたあたりからゴキブリの体が徐々に締まり小さくなって見えました。二〇日を過ぎた頃には体が半分近くになったと見えるほど小さくなっていましたが、それでも生きていました。

一カ月経つころにはもう死んだように動かなくなっていました。この辺で実験は終了と思い、ゴキブリを外へ出してやりました。そうしたらさらに驚いたことに外へ出した翌日に動き出したのです。死んだと思っていたゴキブリは冬眠でもしていたのでしょうか。いや夏のことでしたから、塩眠です。わかめや野菜の塩蔵はよく知られていますが、ゴキブリの塩蔵にはビックリ仰天でした。

人間でも一カ月の断食はそれなりの修養を積んで死を覚悟ですれば可能ですが、ゴキブリは一カ月の断食も楽々としたのです。

ゴキブリの寿命は人間と同じく、メスの方が長いようですが、それでも一年ほどのようです。ゴキブリの一カ月の断食は、ゴキブリ生の約一〇分の一に当たりますから、なんと、人間では約一〇年断食した計算になります。この地上で人類が滅んだ後でもゴキブリは生き残るといわれる所以です。

にがりを含んだ海の塩こそ大事

「いのちのスープ」で有名な辰巳芳子さんが、雑誌の中で、梅酢の効能のひとつとしておもしろい使い方を紹介していました。

手打ちうどんを打つとき、少量の梅酢を入れると傷みが遅れるというのです。普通に小麦粉と塩と水だけで打ったうどんだと、冷蔵庫に入れておいても三日もすると傷みだすのが、梅酢を入れたうどんだと七日たっても傷まないというのです。梅酢の自然な防腐剤的効能にはすばらしいものがあります。

生の青梅はそのまま食せばお腹を壊したり、貧血を引き起こすこともあります。場合によると死んでしまうといわれるほど陰性が強い食物です。その陰性の強い青梅がよく熟してから採り、塩で漬ける。さらに塩漬けの赤しそを入れて寝かせて天日で干す。陰性の梅を陽性化したものが梅干であり梅酢なわけですが、陰が大きかった分だけ大きな陽性となったわけです。

塩というものは、植物性の食物の味を引き出す力があります。私たち人間にとって、塩は植物のエネルギーを人間のエネルギーに変化させる働きを強めてくれているのです。

一方で、自然な塩のにがり、とくに塩化マグネシウムは臓器やタンパク質を硬化させてしまうから危険だ、という主張があります。たしかに塩化マグネシウムにはタンパク質を固める働きがあります。豆腐もにがり（塩化マグネシウム）で豆乳を固めてつくります。

この「にがり」には、血管や細胞壁、臓器の弾性を高め、腸の動きを整序化させ、皮膚を強くする働きがあります。さらに、にがりを含んだ塩でこそ天然醸造のみそや醤油ができるのです。にがりを含まない塩から造るみそや醤油は何と味気ないことでしょう。

にがりを含んだ海の塩は命にとってなくてはならないものです。特に日本人のように穀物と野菜を中心に食してきた民族には、にがりを含んだ海の塩は命の元です。和食の基本もにがりを含んだ海の塩です。

一方、西洋料理には岩塩が多用されます。肉料理には岩塩が多く使用されるのです。岩塩は海塩に比べてマグネシウムの含有量がずっと少ないのです。マグネシウムはタンパク質を固める働きがありますから、肉を柔らかく調理するのには岩塩の方が適しています。

桜沢如一が言ったように、私たちは食物のお化けです。

穀物と野菜を中心に食していれば、穀物と野菜のお化けです。肉を多食すれば肉のお化けです。人間の形をしていても牛やブタ、ニワトリのお化けです。それも牛やブタ、ニワトリを丸々食べることはまずありませんから、牛やブタ、ニワトリの死んだタンパク質のお化けというわけです。

動物性食品で作られた細胞をたくさん有している人がやみくもに塩気（海の塩）を摂ったなら、体を硬くしてしまうこともあります。マクロビオティックは海の塩をすすめますが、もっと大事なことは自分の体質・体調を見極めたうえで、海の塩を摂ることです。

「体質」と「体調」に合った食養を実践していれば、心身は浄化されてきます。浄化された心身、日本の風土に合った心身では海の塩は命の元です。その命の塩を絶つことが、心身の浄化になるというのはおもしろい現象です。

とにかく、まずは心身を浄化することです。定期的あるいは断続的な断食や塩断ちは心身の浄化に大きな力があります。そして、もっと大事なことは日々の真生活(マクロビオティック)です。真生活が身につくと、この世には絶対的な善とか悪があるわけではないことに気づきます。

巷《ちまた》で言われる「あれがよい」「これが悪い」という類のものは陰陽の特徴を一面的に言っているにすぎないのです。陰陽は特徴であって善悪ではありません。陰もよし、陽もよし。中庸は陰陽の中間地点であありません。陰陽すべてを孕んだのが中庸です。

玄米は蒔けば芽が出ます。根、葉、茎、花、実の要素を孕んだものが種です。種こそが命の中庸力の発現です。玄米を中心とした穀物を食していくと、人間もまた中庸になってきます。善悪を超え、すべてを受容する精神が湧きおこってきます。

清浄な塩気の水で満たされている生命

学生時代、私は勤労学生でさまざまな仕事をしました。仕出し弁当の配達、深夜のホテルの厨房掃除、今の自然食宅配の最大手「大地を守る会」でもアルバイトをしたこともありました。

学生時代の想い出というと働いてばかりいたなというのが正直なところですが、それでもとても楽しかった。学生の身分でありながら会社の内情もそれなりに見てきましたから、卒業後の歩む道について大きな悩みがありました。その悩みを吹っ切りたい思いで断食を敢行したこともありました。

勤労学生を卒業し大森英桜の食養指導を身近で学び始めた頃の話です。

当時、昼間は出版社で仕事をし、夜は縁のあった塾で講師のバイトをしていました。そして土日は大森の講演や相談の手伝いをしていました。そんな日常ですからゆっくり休む暇もありません。

当時の食生活は本当に質素。圧力鍋で炊いた玄米ご飯に黒ごま塩、それにみそ汁。みそ汁を二～三日分作って、それが終わるとキンピラなどの日持ちのする基本食をこれまた二～三日分作って食べる。キンピラなどが終わると次はまたみそ汁を二～三日分作って食べるのです。本当に一汁一菜の生活を学生のころから何年も続けていました。

ああ貧乏はありがたい。そんな生活を続けていましたから、心も体もすこぶる元気でした。昼夜働き、休みの日は大森先生と話ができる、本当に楽しい日々でした。

そんなある日、急に玄米ご飯がまずく感じられ、みそ汁が妙に濃く、マズイという感覚に襲われました。それでも習慣になっていましたから食べる量を減らしてなんとかやっていました。

そのような食事を続けているうちに、体がだるく、硬くなっているのに気づいたのです。そして、

「もう玄米は食べたくない」という気持ちが強くなり、おもいきって玄米を食べるのを止めたのです。玄米だけでなく、みそ汁もキンピラも塩気がしっかり効いたおかずも欲しくなくなり、これらも止めました。陽性な食生活を止めて、体の欲するものに切り替えたのです。

大森先生に会うたび毎に大森先生がおいしそうに飲んでいたみかんジュース、これを試してみたら、それはもう飛び跳ねるほどおいしいのです。みかんジュースだけでなく季節の果物、りんごやみかんなど、果実中心の食生活へとコロッと変わってしまったのです。

五〜六年になるでしょうか、玄米とみそ汁、それに少量の基本食しか食べてこなかったわけですから、心身ともとても陽性になっていました。そんな陽性な体にみかんジュースはまさに染み渡るように吸収されていきました。

気づくと一気に一リットルは平気で飲んでいました。それに加えて生の果物（りんご、みかん等）も食べていましたから食費は急上昇しました。学生時代から昼夜働いていましたからなんとかやっていくことはできたのです。

果物を摂るようになって、果物の糖分で満足するようになり、果物以外はほとんど口にしない日が多くなりました。食べたとしても「うどん」や「そうめん」など麺類をほんの少し食べる程度で、ほとんど果物が主な食事となりました。いつまでこんな食生活で満足しながらやっていけるのだろうかと思っていたのですが、結局そんな生活が一年近く続きました。

最初の二〜三カ月は、完全に果物しか食べていませんでした。その後は徐々に果物の量が減り、麺類の量が増えてきました。大根や玉ねぎ、キャベツやレタスなどの野菜も食べるようになり、玄米も食べられるようになってきたのです。

それにしても一年近く、ほとんど果実だけで生きていたのです。

玄米とみそ汁と少量の基本食だけで陽性になった体に陰性な果実が体に合ったということではないかと想像しているのです。そして、果実の中でも特にみかんが「おいしかった」のですが、鍵と鍵穴のように、私の体という鍵穴にみかんという鍵がちょうどピッタリ合ったのだとも想像しているのです。

私は幼少時代、小魚の煮干を過食して、小学校にあがって間もない頃にすでに老化現象が起こっていました。白髪、からだの硬化、頻尿などの症状があらわれていたのです。それらの症状をきっかけとして、玄米菜食に縁をいただいたのです。

ところが私は小魚の過食で極陽性になっていましたから圧力鍋で炊いた玄米はどうにも食べられませんでした。炊いている途中の圧力鍋から出るあの香りだけでムカムカしてくるありさまです。しかし、動物性食品を食べずに菜食を実行することは子供ながらに「この食事は心と体にいいなあー」ということが実感できたのです。

極度の頻尿に襲われていたのが、菜食に切り替えてからひと月ほどで以前ほどの頻尿でなく数十分、うまくすると一時間ほどはトイレにいかずにすむ状態になってきました。

　小学校二年生の時はほとんど学校に行けない状態だったのが、三年生なったときには学校も休むことなく行けるようになりました。菜食に切り替えたことで、徐々にではありますが、動物性食品の過剰摂取で硬くなっていた細胞に弾力性が出てきたのです。

　しかし、それから十年以上たって粗食の少食を実行したことで、体の芯で眠っていた（充分に解毒できていなかった）老廃物が活性化してきたとも考えられるのです。それらを分解・解毒するために、一年近くほとんど果実だけで過ごすことができたと思うのです。

　玄米ご飯、みそ汁、きんぴら、とても素晴らしい食養料理です。ごぼうが収穫できる季節、玄米ご飯をおいしく感じられるからだ、旬の野菜で作った食欲をそそるみそ汁、これらが揃えばその人にとって調和のとれた食事です。そして、体を中庸に維持します。身体の恒常性（ホメオスタシス）の働きによって「おいしい食事」が体の陰陽の偏りを調和したものへと導きます。

　春夏秋冬、季節の旬に沿いながら、風土に合った食材を選ぶ身土不二、そして一物全体を食することは、食養料理の基本中の基本です。ただし、体の欲求を否定しないことです。砂糖たっぷりのチョコレートやケーキを欲するとき、そのまま食べたらいいわけではありませんが、欲求自体には何らかの意味があります。

　体が陽性になり過ぎて陰性を欲しているのか、味覚と脳に染み付いた中毒的欲求であるのか。塩を欲しているのかいないのか、自然に湧きおこる欲求を否定せず、俯瞰《ふかん》してみる努力を続けることです。

私たちは体の中に原始の海を抱いています。原始の海に浮かぶ細胞が我々だと言っていいかと思います。その原始の清浄なる海はまぎれもなく心地よい塩気の水です。私たちの心身の健康は、体が清浄な塩気の水で満たされているかどうかです。

血液をキレイにすれば腎機能も高まる

腎臓は、血液の浄化器官の最大のものです。血液の安定に最も大事な働きをしています。腎臓病は血液の汚れが積み重なった結果として現れます。

現代社会は血液を濁らせる要素があまりに多く、細かく数え上げたらキリがないほどです。血液が濁ると、まずは肌が黒ずんできます。体の節々には特に汚れた血液が溜まりやすいものです。手足の関節、手首、足首、首、腰回りの細胞に汚れた血液が停滞しやすいのです。望診では、顔が黒ずんできたり、手や足の節々が黒ずんでくるのは、血液の汚れがひどくなり、腎臓が弱っている警告だと捉えています。

皮膚の黒ずみが定着化すると、常に汚れた血液が全身を回ることとなり、腎機能はますます低下します。血液を濁らせる食べ物は中毒性の強いものが多く、なかなか簡単に止めることができません。それらの食べ物を食べ続けるとさらに腎機能が低下します。

日本は世界でもっとも透析患者の多い国であるといいます。医療制度の問題もありますが、腎機能を低下させるモノが溢れた社会であることをも証明しています。

腎機能が低下すると肌の黒ずみだけでなく、体全体が重く感じます。体が重いから動きも悪くなるのです。腰が重い、すぐにパッと動けない、というのは腎臓の弱りからくるのです。腰痛の遠因となっているのも腎臓の弱りです。

体が重く、足が十分に上がらないために、靴の踵も減りやすいのです。すり足で不快な音を立てて歩くこともあります。舌も重くなるから会話も弾まないものです。

睡眠は腎臓の働きを促し血液を浄化します。血液の汚れが蓄積し腎機能が低下すると、睡眠も長くなります。体が重く、朝パッと起きられない。睡眠不足が続くと目の下にクマができるのは、血液が汚れているサインです。睡眠時の夢も腎臓に負担がかかると悪夢が多くなります。寂しい、悲しい、怖い夢を見るのも腎臓からの警告です。

これらが高ずるとネガティブ思考となってしまいます。ポジティブに考えようとしてもできないのは腎臓への負担が強いからです。腎臓への負担が強いとどうしても楽観的に物事を考えられないものです。

腎不全の青年が道場に来たとき、彼の睡眠が一日二〇時間と聞き驚きました。一日の大半を眠って過ごしているのです。二週間ほどの道場での食養生活で、彼の睡眠時間は一二時間になりました。腎臓に負担のない食養料理と、生姜シップによる温熱療法で血液をきれいにして、腎臓の機能を高めたのです。

肉食動物は睡眠時間が長く、草食動物は睡眠時間が短いものです。自然界をみれば、腎臓への負担の少ない食事がどんなものであるかというのがよくわかります。

腎機能を高めるのに一番大事なことは、とにかく血液の汚れを取り去ることです。

①まずは血液を濁らせるような食べ物を食べないこと。

②腸を調えて、腸から造られる新しい血液をきれいなものとすること。

③血流をよくして腎臓の働きを高めること。

この三つが基本です。「流水腐らず」と言うように、血液の流れがよければ腎臓への血流が増して、腎臓の糸球体の汚れも減って、血液がきれいになってきます。

血流をよくするには、深い呼吸、体を温めること、よく動くこと、正坐などの和式生活をすることが大事です。腸を温めると血液が温まって腎機能を高めます。腎臓のある背中あたりを温めることもとてもよいでしょう。

腎臓は足とのつながりも深いので、足湯をすることも意味があります。腸を温めるのにとても効果的なのが生姜シップです。ヘソを中心にお腹を十分温めます。手足が温まったり、額からジンワりと汗をかくまでお腹を温めるのがコツです。

健康な人はお腹に生姜シップをすると一五分ほどで手足が温まってきますが、冷えの強い人は一時間やっても二時間やっても温まらない人がけっこう多いのです。手足が温まるまで充分お腹に生姜シップをした後に、残った生姜湯で足湯をすると、腎臓の働きは相当高まるのを実感します。

先にも述べましたが、日々の生活においては、日本独特の正坐は、腎臓だけでなく体全体にとてもよいものです。ふくらはぎは第二の心臓といわれます。ふくらはぎが活性化していると血流の滞りがないのです。和式生活で正坐が板につくと、立ったり坐ったりすることが血管の掃除となって、循環器である腎臓と心臓を活性化させ、血液をきれいにします。

血液は陰性になり過ぎても陽性になり過ぎても汚れるようです。血液も中庸で安定しているのが滞りなくよい状態です。中庸でキレイな血液になると何時間正坐していても足はしびれないものです。やがては桜沢の健康の七大条件もクリアできるようになります。そこまで行かなくても、日々の生活が楽しく送れるようになるのが中庸な血液の目安です。

陰性すぎる血液は出血するとなかなか止まりません。食欲もなく、覇気もなくなってきます。大便はゆるく、色も薄い。小便の色も薄く、透明であればさらに陰性です。肌の色は青白く、血色も薄くなってきます。声に力がなく、血液が薄くなると、人間の影まで薄くなってきます。

陽性すぎる血液は、肌は黒ずみ、手相の線まで黒くなります。食欲があり過ぎて過食になることもしばしばです。関節や筋肉が硬くなり、正坐どころか屈んで坐ることができないのです。女性であれば生理痛がひどく、出てくる血液も濃いのです。

陰性の血液が巡って腎臓が陰性な状態になっていれば、ごま塩、みそ、根菜、海藻などがおいしく感じます。穀物は圧力鍋で炊いた玄米ごはんがおいしいものです。水分はのどが渇いたら摂ればよく、意識して過剰に摂る必要はありません。

陽性の血液が巡って腎臓が陽性な状態であれば、塩分は控えて、葉野菜、白い野菜（白菜、大根、かぶ、キャベツ等）、ジャガイモ、トマトなどナス科の野菜などを蒸したり茹でたりして食べるのがよいでしょう。

生野菜や野菜スープ、野菜ジュースもよいです。水分も意識してたくさん摂ってよいものです（無理には飲まないことですが）。時々、塩断ち（無塩食）をするのもよいです。穀物は好むものを少量食べ、食事の主は野菜がよいです。

食養指導の経験から、最近はとくに陽性な腎臓病が増えていると感じています。日本人に合わない肉食の増加と化学添加物の増加が日本人の腎臓を疲弊させていると思うのです。

陰陽どちらの腎臓病であっても、血液を温め、血行をよくすることは同じです。その上で、自分の陰陽に合った食事を続けていくことで疲弊した腎臓が再び活力を取り戻すのです。

腰を立てれば血流もよくなる

マクロビオティックの食生活を続けていると、重心が下腹部に落ち着き、腰がスーッと立つようになります。腰を立てないと深い呼吸ができませんから、深い呼吸をするには食養が重要です。

腰を立てるには、まずは正坐をして足を組み、踵《かかと》にお尻を軽く乗せます。踵にお尻を乗せて楽な姿勢を保ち、肩の力を抜いて重心を下へ下へと持って行きます。お尻に限りなく近い下腹部（身体の中心軸）のあたりに中心の一点を意識します。

私はこの姿勢で毎朝、短い時間ですが、子どもたちと瞑想（正坐呼吸法）をしています。子どもたちにもすっかり習慣化され、私が一緒にできないときも一人で実践しています。日本人にとって正しい姿勢で深い呼吸をすることは、とても心地よいことです。

日本の公立小中学校では、体育授業や全校集会などで生徒が坐るとき、お尻を地面につけて膝を立て、両腕で膝を抱える「体育座り」をしています。この坐り方では腰を立てることができません。気管支や肺も窮屈となり深い呼吸もできないのです。腰を立てる（まっすぐ坐る）ことができなければ、自立して生きていくことは困難です。

正坐を身につけたり、腰を立てることを身につけるには、砂糖や人工甘味料、動物性食品を摂っていると難しいものです。食養を実践している子は実践していない子に比べて姿勢が正されやすいと感じます。姿勢だけではありません。病気やケガをしたときにも、食養を実践していると治りが早いのです。

正坐のもうひとつの素晴らしさは、血液の巡りをよくすることです。正坐をするとふくらはぎがほどよく刺激され続けます。「足は第二の心臓」といわれます。人体発生学的にも足は循環器と深いつながりがあります。ふくらはぎにはリンパ管や静脈が密集しています。リンパ管や静脈の中を流れるリンパ液や血液は、きれいであればそれほど筋肉の働きを借りずに流れることができます。しかし、老廃物を抱えた体液は筋肉の力を借りないとうまく流れることができません。

正坐をすることによって、ふくらはぎの筋肉に弾力がつき、血管の弾力性も高まります。正坐が板についていないとすぐに足が痺《しび》れますが、そのとき深い呼吸をし、足の末端にまで血液がより多く流れるイメージをすると、不思議と足の痺れが解消していきます。マクロビオティックの実践が長くなるほど正坐のすばらしさが実感できます。

ケガレ（気枯れ、気離れ）を除く本当の塩

私たち夫婦は六人の子どもを授かっていますが、一人目の長女の出産の時のことです。

予定日から数日遅れた五月五日の子供の日、朝七時過ぎに、妻がいつもとは違ったお腹の張りを訴えました。予定日も過ぎており、生まれてきてほしいという気持ちが強く湧き起こりました。そ

れから約二時間後に陣痛が始まりました。周期的におとずれる痛みに耐える妻の傍《かたわ》らで、ただただ見守っていました。しかし、痛みにただ耐えるよりも陽性を入れたほうが楽ではないかと思い、妻に梅生番茶を作って飲ませました。するといつも以上に「おいしい」と言います。

そこでもう一杯作って飲ませました。普通ならば二杯目を飲めば満足するはずなのですが、もっと欲しいといいます。そんなに飲んで大丈夫かという気持ちもありましたが、もう一杯作って飲ませました。それから強い陣痛のたびに梅生番茶を飲ませ、午前十一時過ぎに長女が生まれたのですが、最初の一杯を飲みだして約二時間で合計五杯、約一リットルもの梅生番茶を飲んだのです。

その時私の作った二〇〇ccの梅生番茶には約四gの塩が入っていました。梅干と醤油の塩気です。一リットルに換算すると約二〇g。短時間の間に二〇gの自然塩を摂取した計算になります。梅生番茶は自然塩を上手に血液化させる最善最良の飲み物であったために、短時間で二〇gもの塩気を摂れたと想像しています。

その後、二人目の出産時にも梅生番茶は活躍しましたが、飲んだ量は約四〇〇cc、二杯程度です。三人目は私の寝ている間に妻一人で産みましたから、梅生番茶は飲んでおらず、出産時における塩気の摂取はゼロです。四人目以降は塩気は摂っていません。

妻の初産の時の塩気の摂取量は、それを目の当たりにした私も驚きましたが、大森英桜の妻の大森一慧先生はさらに驚いていました。

「私も初産の時に梅生番茶を飲んだけれど、一杯飲んだだけでスーッと出てきちゃったわよ！」

初産の時の妻には梅生番茶五杯分の塩気が必要だったのですが、なぜそれほどまでに塩気が必要だったのでしょうか。

地球の大半は海です。海は潮流によって絶え間なく動いています。潮流とは塩の流れです。塩気があるからこそ動き流れると想像できます。

体でもそうです。血液にしっかりとした塩気がなければ血液循環は悪く、体の隅々にまで血液は行き渡りません。私たちの血液を血潮といいます。私たちの体の血液は塩の水ともいえるのです。出産時の女性は自らの全生命を使って赤ちゃんを産みます。全身の細胞をフル活動させて赤ちゃんの誕生を後押しするのです。産道の開き（陰性）と子宮の収縮（陽性）を陰陽のリズムで行います。呼吸のリズムは「三呼一吸」といい、ハッハッハーと吐いたら一度吸うリズムのことですが、出産時もこのリズムで産道を開いて子宮を締めるのです。この陰陽の波を調和させるものが塩なのです。

食養では、自然界の海塩や岩塩に対して、動物性食品を食べて作られた私たちの細胞や組織を古《こ》塩《えん》と呼んでいます。なぜ「古い塩」と言うのでしょうか？

本当の塩が動き流れるのを特徴とするのに対して、古塩は凝り固まる特徴があるからです。現代の出産適齢期の女性は学校給食でも家庭でも動物性食品を常食し、体の細胞の多くが古塩で占められています。私の妻が初産の時に梅生番茶を大量に必要としたのは、古塩ではなく本当の塩気を求め必要としたからにほかなりません。

妊娠や出産も死と同様、昔からケガレ（気枯れ、気離れ）の時季と考えられていました。ケガレの時季を乗り越えるには本当の塩気が必要です。古塩では、それらを乗り越えることができないのです。命の血潮には、本当の塩気が必要なのです。

排毒には、一定以上の塩分濃度が必要

コップの中に濁った水が入っているとします。平常時ではコップの水はそのままですから下の方は濁ったまま淀んで溜まっている状態です。上の方は、きれいではないけれど下に比べると多少透明感があります。濁り水をコップに入れて置いておくとそうなります。

私たちの体もそうです。平常時では体に溜まった毒素はそれほど動くことなく体の奥の方で淀み溜まっています。それが排毒時には動き出して体を巡るのです。

コップの中の濁り水がかき回されコップの中で回転しているように、私たちの体でも毒素が全身を巡りだすのが排毒です。そして、コップの中の水をきれいにするには、ただ回転させるだけではなく、きれいな澄んだ水を注ぎ込むことが必要です。それが食養です。

濁った水にまた濁り水を入れたのでは、いつまでたっても水はきれいになりません。さらに、濁った水をいつまでもコップに入れておけば、コップ自体も汚れてきます。体では血管や組織まで汚れ

てきている状態です。ただ、私たちの体はコップの濁り水だけでは語れないことがあります。それが塩気の問題です。

私たちの体は七〇〜八〇％、水分で満たされているといわれます。真水ではなく塩気を含んだミネラル水です。

新聞に載っていたことですが、ある刑務所で受刑者同士の争いがあって、受刑者の一人に水道水を無理やり一日五リットルも飲ませたそうです。その受刑者は水毒症になってしまったようです。水毒症とは、体液の塩気の濃度が低下してしまい、無気力になったり、毒素を排出する力が弱まって体に毒素が極端に溜まってしまう病気です。ある一定以上の塩分濃度がないと、体は毒素を排出することができないのです。

正常な感覚では、塩分濃度が高くなりすぎればのどが渇き、水分や野菜・果物を求めます。しかし、塩抜けの状態になってしまうと感覚が麻痺し、正常な欲求ができなくなります。水毒症が示すように、私たちの体はしっかりとした塩気の体液でなければ毒素を排出する力が湧き起こってこないのです。

塩は生命の元といえるのですが、食本能を無視して際限なく摂りすぎるのはよくありません。食後にのどの渇きを感じるのは塩気が多すぎるか、その人にとって食事が陽性すぎるかです。全体の食事量が多くても塩気過多になるし、一品の塩気が効きすぎていても塩気過多となります。「いい塩梅《あんばい》」というように、塩気が自分の体にとって最も適した量と内容であるときに、体はもっとも喜びます。

妻と結婚して二人の食養生活をはじめた当初、妻は食養料理で特徴的なキンピラごぼうやひじきれんこんなど塩気が効いた陽性な料理はあまり好みではありませんでした。一方、私は塩気が効いた陽性な料理を毎日食べたいのです。

ある日の夕食、私用にフキの煮しめを油揚げで巻いた料理を作ってくれました。夕食前、テーブルにその料理が置いてあり、私は新聞を読みながらその料理を一口つまみ食いしました。新聞を読みながらつまみ食いというのがよくなかったのですが、あまり噛まずに食べてしまいました。そうしたら、あまりの塩気の強さにのどが強烈に締め付けられたのです。窒息するのではないかと思うほどのどが強烈に締め付けられました。何とかその料理を口から出すことができて一命は取り留めたのですが、塩気というものはこれほど強烈に細胞を締めるのだと体験したのでした。

どうしてそんな料理ができてしまったかといえば、妻は塩気の効いた陽性な料理は好きではありませんでしたから、これぐらいの塩気を入れたらこれぐらいの塩味になるという感覚がなかったのです。もちろん味見もしていませんでした。

体で陰陽がわかってくると、味見をしなくてもちょうどよい塩気の料理ができるのですが、体が陰陽のどちらかに大きく偏っていると、味見をしないととんでもない陰陽の度合いの料理ができるのです。味見をしたとしても、やはり自分に合う陰陽の料理になるからです。

いい塩梅は人によって差があり、塩気はほとんど必要のない人もいれば、しっかり塩気が必要な人もいます。塩を通して私たちは陰陽を知ることができます。食養とは、陰陽を学ぶ食生活法でもあるのです。

生まれ変わった血液で生理再開

女性の無月経の原因は、生理学的には、子宮や卵巣、脳幹や脳下垂体の血流に問題があるわけですが、根本的には腸と脳の問題が大きいのです。

腸からの造血がうまくいかないと、子宮や卵巣に十分な血液が行き渡らず、正常な生殖器の活動ができません。また、腸の働きと相まって、腰椎や骨盤の硬直、その周りの筋肉や組織の硬化も大きな原因となっています。高学歴の女性に月経異常が多く見受けられることは興味深い事実です。

ここで、和道の半断食プログラムに参加して、止まっていた生理が再開した「体験者の声」を要約して紹介します。

先日、七月十日に、一年半ぶりに生理が再開しました。

特に最後のひと月は、おりものの様子から、月のリズムができてきたような感覚があり、もしかすると、と思っていた日に、静かに再開しました。

薬に頼ることもなく、乱れた心身を整えることにより、生理を戻すことができました。

久しぶりの生理ですが、血が赤いのに驚きました。

えっ、こんなに赤かったかしらと思うくらい鮮やかなのです。

出産前はもう少し黒みがかっていたような気がします。生理痛はないし、生理前のイライラや胸の張りなどもなく、ただ血が、体から出てゆくという感じです。

これで良いのかなと、少し不安になるくらいです。体が変化しているのを感じます。

とはいえ、私の体質改善はまだ始まったばかりで、成果のひとつが現れたにすぎないのですね。

骨密度は低いし、便もまだしっかり固まりません。足首には凝ったような痛み（急に正坐をするときなど）があり、最近は膝や指の付け根も少し痛みます。

まだまだ陽性の萎縮でしょうか。しっかりほぐして、鍛えていかなければと思います。

でも腰の痛みはほとんどなくなりました。両足も爪水虫でしたが、綺麗なのが生えてきました。ところがこの一月ほどで、右足のみ足裏に水虫が広がってしまい、現在、生姜の足湯や生姜油をして格闘しています。体はまだ硬いかな……、以前よりはずっとマシですが。まだまだ課題があります。


女性は毎月、月経血を排泄することで、心身の健康を保っています。生理（月経）はまさに女性の心身の整理になっています。

血液がきれいであれば生理痛はありません。生理痛は、血液が濃すぎたり薄すぎたりすることで起こるのです。血液だけでなく、体の中心である生殖器の細胞が硬すぎたり、脱力しすぎたりすることの警告が生理痛といえます。体の整理がついていないことを、痛みが教えてくれています。再開した生理の血が驚くほど赤くきれいだったのは、以前の生理の時の体ではなく、食養によって生まれ変わった体になっていたからにほかなりません。

お手紙から、生きる喜びに満ちているのが伝わりますが、これも血液が入れ替わり、生まれ変わった血液や細胞が体を満たしていることを物語っています。生理が再開した彼女はその後、かわいい女の赤ちゃんを出産しています。

大人になってからも脳幹を鍛えて、脳幹の血流をよくすることは十分にできます。人間はいつからでも健康で幸福な道を歩むことができます。食と生活が基本です。自分に合った食と生活をコツコツ実践していけば、必ず道は開けてきます。

陰陽どちらかに偏った状態が「冷え」

体の冷えは腋の下などで計る体温は低くなくても、手足やお腹、背中や臀部など、局部または全体的に冷えを感じていれば冷え性と考えた方がいいでしょう。逆に、体の冷えを感じなくても、低体温であれば、冷え性といえるのも現代人の特徴です。養生と鍛錬によって低体温で身体を維持する人も稀にいますが、一般的に考えれば低体温は体の「冷え」と考えた方がいいです。

体温と免疫力は相関関係にあるといいます。冷えは万病の元です。ガンをはじめとする生活習慣病の根本に体の冷えがあります。冷えは陰陽でみると、一見すると陰性に見えます。寒暑と冷熱は陰陽の関係ですから、体も冷えると陰性に捉えられるのは無理もありません。しかし、実際の症例を数多く見ると、陽性過多から冷えを招いている人が少なくないのです。体が冷えているといって、食養の陽性食ばかりを食べ続けている人が、ものすごい冷えを抱えていることも珍しくありません。

一般的な食生活をしてきた人でも、自分の消化力以上に動物食をしてきた人も体の硬直とともに冷えがあります。これらの人たちは、陽性過多になって、血液循環が悪く、冷えを来しています。

食べ物だけで体を陽性にしようとするあまり、体の細胞や組織の活力と弾力が失われ、体が硬くなり、血液がうまく回らなくなっています。これが陽性の冷えです。

一方、熱帯の食べ物を日本やヨーロッパで食べると、熱を下げる働きが強すぎて、体の中の熱が奪われてしまいます。砂糖や南国の果物（バナナ、マンゴー、パイナップルなど）は熱帯の地で体の熱を放散するのに最適な食べ物ですが、冬の寒さのある日本で食べたら、熱の蓄積が少ない人は熱が奪われ過ぎて冷えてしまいます。これが陰性の冷えです。

私の道場の半断食プログラムに参加した人の平均体温の推移をみると、一日目が三五・九八度ですが、徐々に上がり、四日目に三六・二三度、五日目に三六・三二度、六日目には三六・五一度になっています。体に適した半断食を行うと体温が上昇することがわかります。

この半断食の特徴は「噛む」「動く」「温める」です。「噛む」は玄米がゆを徹底して噛みます。普通に炊いた玄米ご飯ではなく、あえてお粥にしています。お粥は本来、それほど噛む必要はありません。噛む行為は脳を通じて胃腸に固いものが流れていくよというサインになり、胃腸は消化液をたくさん分泌します。唾液も驚くほどたくさん出ます。しかし、胃腸に送られていくのはごく少量の玄米がゆのみです。すると胃腸は肩透かしをくってしまいます。

たくさん分泌された消化液は、消化するべき食べ物がないため、胃腸の古い粘膜を洗い流すように下に送ります。半断食を行うと、便の色が変わったり、宿便が出てくるのは、そのためです。

噛んで消化液がたくさん出るほどに副交感神経が優位になります。副交感神経が高まると体温が有意に上がってくるのです。

「動く」ことは、激しいスポーツのような動きではなく、掃除と体操、深呼吸、ウォーキングなどダレでも簡単にできる動きです。ただ、日常よりもそれらの一つひとつを意識的に行うことで代謝を活性化させます。

「温める」ことは、生姜シップで腹部と腰部を温めることを中心に、生姜湯の足湯、生姜風呂など生姜を活用します。和道の半断食で体温が上がる決め手になっているのが、この生姜による温浴です。

E子さん（五〇代女性）は一〇年前にリウマチを患い、リウマチの治療を兼ねて半断食に参加されました。E子さんは以前から体温はずっと三五度台だったといいます。それが半断食に参加して三日目に前日よりも体温が一度高くなり、この十数年の中ではじめて三六度台になったといいます。三五・七度であった体温が急に三六・七度まで上昇したので、最初は軽い風邪のような感覚だったようです。しかし、次の日には三六・三度に落ち着き、心身ともに爽快になったといいます。

E子さんはこの半断食以降、三六度台の体温を維持しているようです。体温を維持する食と生活のコツをたった六日間でつかんだのです。もちろん全ての人が六日間で体調維持のコツをつかめるわけではありません。しかし、素直な心で体に向き合うと、驚くほどの効果を実感する人が少なくないのです。

陰性の冷えは、南国の食べ物の食べすぎから来ていますから、まずは砂糖や南国の果物を食べないことです。そのうえで、旬の穀物と野菜、海藻を食べて、太陽の下でよく体を動かしていたら、陰性の冷えはすぐに治ります。陰性は遠心力が強いので、体をよく動かして陽性にするだけでも、体の中の陰性成分はその遠心力でどこかへ飛んでいってしまいます。

日本であれば、みそ、醤油、梅干など体を陽性化させてくれる素晴らしい食品がたくさんあります。陰性の冷えには日本の伝統的な食品が大きな力を発揮します。

日本の伝統的な食品でも冷えが改善しない、極陰性の冷えには、牡蛎《かき》、ウニ、魚など動物性食品をすすめることもあります。ただ、現代人の動物性食品の摂取量は戦前と比べて何十倍と跳ね上がっているので、動物性食品が食箋《しょくせん》（食事の処方箋）に出ることは少なくなっています。

改善の難しい冷えは、陽性の冷えです。求心性が強いのが陽性の特徴ですから、体から抜けにくい性質をもっています。過去に食べた動物性食品で作られた細胞は、その陽性の性質がゆえに、体の中に留まろうとします。時間が経てばたつほど凝り固まりますから、昔つくられたものほど、分解するのは難儀です。


この陽性の冷えの食養生で最近活用しているのが「塩断ち」です。断食は食を断つ行法ですが、塩断ちは塩だけを断ちます。塩、みそ、醤油などの塩分を一切断ちます。塩を断てば、血液の塩分濃度は薄くなります。しかし、人間の恒常性（ホメオスタシス）は血液を一定の状態に保たせようとします。この時に、細胞に抱えていたナトリウムを血液に放出して血液の塩分濃度を保つのです。ナトリウムは陽性なので多くの物質を保持しようとする働きがあります。陽性の冷えは、細胞レベルでも抱え込み過ぎて、細胞が正常な働きができない状況です。そんな時に一時的に塩断ちをすることで、体の陽性さを抜いて、中庸な状態にすることで冷えを改善します。

陰陽どちらかに偏った状態が「冷え」です。心身共に「温かい」血潮・生命力が充実した状態が中庸です。

第Ⅱ部

陰陽と中庸

第4章

心身共に中庸を目指して

中庸と似て非なる言葉があります。
中間、公平、平等などです。
むしろ中庸は、清濁併せ噛み、陰陽を孕むものです。
私の考える中庸は、全てを内包した大きな存在です。

遠心性と求心性

「入学式は坊主頭にして行こうな」

長男が小学校へ入学するときにそう言ったら、シラーッとして返事をしません。

「坊主頭にすると、すごく陽性になって元気になるからな」と私が重ねて言うと、「オレ、陰性が好きだ」と息子は言うのです。

「陰性がよかったら、女の子みたいに背中まで髪を伸ばしたら陰性になるぞ」と切り返すと、「オレ、やっぱり中庸がいいや」と息子。完全に一本取られました。

そんなわけで、入学式は息子の好きな髪型で行くことになったのです。

息子の口達者に成長を感じたのですが、それ以上に息子がわからないなりにも陰陽を少しは理解していることがうれしくもありました。

陰陽は実学ですから、身近な出来事、身近な問題を陰陽で考えてみること、陰陽で感じてみることがとても大事です。そして、陰陽で判断してみたら、それを周りの人と話し合うことで、思考はひと回り深く広いものとなります。私と息子の会話を聞いていた私の父が、「坊主頭の方が髪が立つから陰性で、長髪は髪が下に向かうから陽性じゃないか」と言うのです。

たしかに、髪の毛の方向の陰陽は、坊主頭は陰性で長髪が陽性と考えられます。陰陽は固定的なものの見方ではなく、万物流転、変化と変化の重なり合いの中で、複眼的な見方をします。

坊主頭の方が、太陽光がダイレクトに注がれ、体は陽性化され、長髪はその逆となります。これも陰陽の見方です。客観的な現象の陰陽の見方がある一方、陰性の働きが強いのか、陽性の働きが強いのか、というエネルギーの陰陽の見方もあるのです。

陰陽のものの見方は、簡単なようでいて難しくもあり、難しいようでいて簡単でもあります。「簡単なのか、難しいのか」問われたら、そう言うほかにないのです。

現代の学校教育によって、形式論理が身についている私たちには、いわゆる禅問答のように答えが一つでないことに、強い違和感を覚えるものです。しかし、この社会や自然を見渡すと答えが一つであることはほとんどないことに気づきます。陰陽の思考法は私たちの脳を深いところで活性化させているのです。

食養では使用頻度が非常に高い食物に生姜があります。漢方では、生姜は「温める働き」があることから、陽性の食べ物に位置付けています。しかし食養では、生姜は「緩める働き」があることから、陰性の食べ物に分類しているのです。一体、どちらが正しいのでしょうか。生姜には体を温める働きも、緩める働きもあります。温めることと、緩めることは、陰陽でみると、正反対のようでもありますが、共通項も多々あるのです。

私たちの体は、緩むと温かくなることがしばしばです。子どもでも大人でも手足が温かくなると眠りにつきやすいですが、眠ることは体の筋肉が弛緩することでもありますから、温まることと緩まることには共通性があるのです。

生姜や唐辛子は緩める働きと温める働きがともにありますが、人によっては、温めるのではなく、冷やしてしまうことも少なくありません。体は緩んでくると徐々に温まってきますが、緩みすぎると、体熱が放出しすぎて、逆に寒くなってきます。生姜や唐辛子を食べて、温まるという人と冷えるという人がいるのは、体質の違いにあります。

私は以前、唐辛子を食べると、すぐに便が緩くなって、体が冷えてしまっていました。多くの人が、うどんやそばに七味や一味唐辛子を薬味に使いますが、私はつい数年前までまったく使うことができなかったのです。

それがここ最近は少し陽性になってきたのか、七味も一味も使えるようになって、特に温かいかけそばには七味唐辛子をかけて食べるのを好むようになりました。家族からは「やっと大人になったね」と笑われるのです。

桜沢如一は、陰性を遠心性・拡散性、陽性を求心性・凝縮性と定義することにより、東洋で発生発展した「易」の陰陽論を、現代に通用するようにしました。

食養で生姜を陰性としているのは、拡散性があるからです。拡散性には、程度によっては温める働きもあれば、緩める働きもあり、強い拡散性に至れば冷やす働きも生まれます。それぞれの働きは、時と場所、人によって違ってきますが、拡散性という点において共通しているのです。拡散性・遠心性がより強いものを陰性、求心性・凝縮性がより強いものを陽性としたのです。

約五千年前に生まれた陰陽論は、長い間に様々な人たちが思考し応用し、枝葉がどんどんとふくらみ、難しいものへと変化していきました。それを再度、陰陽の原則に立ち返り、シンプルな思想に昇華させたのが桜沢といえるでしょう。

私たちはこの陰陽が調和した状態の大地・地球に生かされ、活かされています。ですから私たち人間も地球や他の生き物と同じように陰陽が調和した存在なのです。陰陽が調和した状態、または陰陽の度合いをはかるには、それぞれの生物種における体温がもっとも適当ではないかと思います。

心身の調和のとれた中庸

太陰太陽暦（月暦）や二四節気、七二候などの自然の営みを表す暦《こよみ》は、異常気象が続く現代であっても、その巡りに大きなズレがないことに驚かされます。大寒にはちょうどその年の一番の寒さが来て、立春には春の気が立ち、暖かくなります。暑さ寒さも彼岸まで、といわれますが、春分の頃には暖かい日が多くなり、秋分の頃には涼しい日が多くなります。

では何が異常かというと、春夏秋冬の気候の巡りそのものが激しくなっているのが現代の特徴です。ここ数年、夏の異常な猛暑は記録にも記憶にも残るものでした。日本の冬が暖冬気味であっても、世界に目を向けると、極寒の冬が到来している国もあり、まるで北極にでもなったかのようだったというのです。日本国内でも、年によって記録的な大雪に見舞われることが増えているのもここ数年です。

春夏秋冬は陰陽の巡りそのものです。その陰陽の巡りが激しさを増しているのです。極陰極陽といいますが、現代の季節はまさにそれです。季節の陰陽が激しさを増しているのと呼応するように、私たちの心と体も、極陰極陽を抱えている人が増えているのを、食養指導を通して実感しています。過剰な動物食と砂糖や人工甘味料の多食。石油由来の食品添加物も私たちの体と心を極陰極陽に至らしめる大きな要因です。

私たちの体は食べ物によってできています。ご先祖を見てもだれ一人の例外なく、みな食べ物で命を育んできました。食べ物は自然の産物ですが、極陰極陽の食べ物を食べることができたということは、先人の体はものすごく頑強で、その意味では中庸な体であったのです。日本においては、戦前までの食と生活が、頑強な日本人を作り上げました。粗食と重労働がたくましい日本人を育てたのです。そんな日本人の胃腸には極陰極陽の食は刺激的で、大いに舌を喜ばせました。

しかし、時代が進み、戦前生まれの胃腸の強かった日本人は少なくなりました。二〇世紀初頭には「膨張する日本」といわれ、驚異的な勢いで世界に進出した日本人は、もう過去のものとなりました。

極陰極陽の体と心を調和のとれた中庸に至らしめるには、自然は否応なしに、病や不調を心と体に与えるのです。日本だけでなく世界的にも、人間の傍らに病気があるのは、自然界から見れば、時代そのものが冬のただなかにあることを指しているのです。大自然は私たちを極陰極陽の体から中庸な体へ向かわせようとして病を与えてくれているのに、それらをクスリやさらなる石油化学物質で体の内なる自然を破壊して感じなくさせてしまうのは、本当にもったいないことなのです。心
私たちは「ただ自然に」生きていれば、本来は、健康で自由で平和な生き方ができるのです。心と体の調和のとれた中庸の生き方を、実践しようと試みているのが現代のマクロビオティックではないかと思います。

陰陽調和した日本人の体温は三七度弱

宇宙飛行士の古川聡さんが二〇一一年、宇宙から帰還した時に、「地球に戻ってきて何がしたいですか」と聞かれて、「お湯がたまっているお風呂に入りたい」と開口一番言ったのです。

日本人の陰陽調和した体温は三七度弱。マイナス二七〇度といわれる宇宙空間では、いくら機械の力で人間にとっての常温を保たれていたとはいえ、どんな人でもお湯のぬくもりを求めるものなのでしょうか。誕生時の産湯も、「この世は温かいところだよ」という、この世に生まれてきた赤ちゃんへの無言の伝言なのかもしれません。

私たちは、この三七度弱という体温に守られて生かされています。体温が一度、二度でも変化し

たら大変なことになります。三七度弱に保たれ、食と生活が陰陽と調和した、これがいわゆる中庸な生き方となるのです。

緯度の高い陰性な地域では人間の体温は高く、緯度の低い陽性な地域では人間の体温は低い傾向にあります。世界の多くの文明は中緯度の場所に多く発生しています。世界の文明の多くが、人間が三七度弱の体温をよりよく保つために生み出されたといっても言い過ぎではないでしょう。

衣食住、それぞれが私たちの体温を保持するための大切なものです。動物は裸でも、冬は暖かく、夏は涼しく過ごせますが、人間は衣服で身を纏《おお》わなければ、生きていけない存在です。食にしても、多くのものを生で食べず、火食という、人間の一大特徴である調理を生み出して生活しています。住まいにおいても人間ほど涼と暖をとる生き物は他にいません。

私たちは、他の動物には見られない、現代においては過剰ともいえる、身を守る術を駆使して生活を営んでいます。ヒトには人固有の生活があり、サルにも、カメにもそれぞれに固有の生活があります。また、生物にはそれぞれの食べ物と食べ方があり、それを食性といいます。

ヒトの食性は穀物を中心に食べることです。歯の構成からも、食の歴史からも、人間は穀物を中心に食べてきたといえます。実際のところ、現代では穀物の摂取量が減り、その他の食物の摂取量が増えるにつれて病気が多発している現状をみても、ヒトの食性の中心にあるのが穀物だとわかります。石塚左玄が人間は穀食動物であると論じたことは非常に意味深いことです。そして何より大切なことは、穀物を中心に食べていると、日本人は不思議と体温が三七度弱を自然に保つことができるのです。穀物の生命力（エネルギー）で私たちの身体が満たされると、特別なことをせずとも自然に体温が三七度弱になるのです。とはいえ、私たちの命は食のみにあらずですから、食だけでなく、体の使い方、心のありようによっても大きく変化します。

食と体と心が三位一体となることが、健康と幸福の基本だと私は強く感じています。食により体と心が満たされ、体の使い方によって心が安定し食が正され、心が落ち着くことによって食と体が正されてくるのです。食と体と心、心身の健康を考えたとき、この三つの要素はそれぞれにつながっていて、別物ではないことに気づきます。

私たちは本来、日々いただく食物を、身体を動かして獲得したり収穫してきました。ただ口を動かせば食べられるものでは決してありません。体を使って、野を這い回り、山を駆け巡り、土を耕し、種を蒔き、お世話をし、収穫して、そして調理して、食物という命をいただいてきました。

さらに私たちは、それらの一連の行為をたった一人で行ってきたのではありません。仲間と協力して行ってきました。夫婦、家族、集落の仲間と心を通い合わせながら、合理的に食物を収穫するために生活を営んできたのです。

私たちの生活は、生きることと食べることが近くであればあるほど、生きる本質を知ることができます。生きることは食べることです。食べることは命をいただくことです。厳密にいえば、一時的に他の命をいただくことであり、お借りすることです。

私有財産という価値観が染み付いてしまった私たちには、食べることは命をお借りすることだという発想はなかなか馴染めないかもしれません。しかし、命を大きくみると、あらゆる命は、すべてがつながっているとわかります。自分の物と思っていても、それは一時的に自分の所にあるだけであって、一時的にお借りしているにすぎないのです。

お借りしているからには、必ず返す時が来ます。今ある命だって、必ず自然界に還っていきます。来て、還って、巡って、を途方もない時間繰り返しているのが、命の本質のようです。

陰陽の話がどんどんと広がってしまいました。食べることをとことん突き詰めていくと、陰陽の調和した、広くて深い命の世界が見えてくることにただ驚くばかりです。

痩せた人にも太った人にもある「陰陽の体質」

第2章でも少し触れましたが、桜沢如一の「陰陽無双原理」を応用発展させ、人間の体質を五つに分類したのが大森英桜です。大森は桜沢亡き後の日本のマクロビオティック界を牽引したひとりですが、主に病気の人への健康指導に注力しました。

桜沢亡き後の日本は経済発展がめざましく、食品の多様化とあいまって食の質の劣化が加速度的に進みました。桜沢が食養指導していた時代と違い、多様な病気が出てきたのも、食の劣化と多様化が主因ではないでしょうか。

食と経済が、「身土不二や一物全体」を大きく踏み外さなかった時代、民族とは同じような体質をもつ人々のことを言ったのですが、現代の日本では同じ日本人であっても体質が多様化してきたのです。そんな時代背景もあり、体質を陰陽でシンプルに分類するだけでは解決できないことも増えてきたのです。

明治時代、日本は西欧に追いつこうと食事の欧米化を進めてきたとはいえ、一般庶民が日常的に動物性食品を摂取することは稀でした。動物性食品が毎日食卓に上るようになったのは戦後の高度経済成長期からでしょう。

食糧供給の安定と衛生環境の整備が感染症を減らし日本人の寿命を延ばしましたが、身土不二と一物全体からかけ離れた食生活は、病気を増加させ多様化させました。動物性食品や砂糖などの加工糖類、季節を無視した様々な野菜や果物の摂取で、陰陽両極端の体質の人が増えました。

多様な体質の人が増える中、大森は五体質論を完成させました。痩せた人の中にも陰陽があり、太った人の中にも陰陽があることを発見したのです。

桜沢も大きな陰性と小さな陰性、大きな陽性と小さな陽性、というように陰陽をさらに大小に分類しています。桜沢の複合的にみる陰陽無双原理を応用発展させたのが大森の「五つの体質」といえます。大森は、陰性体質の中にも肥大と委縮があり、陽性体質の中にも肥大と委縮があると提唱しました。

痩せているから陰性と捉え、玄米ご飯、豆みそと昆布出汁のみそ汁、ごま塩、てっかみそ、きんぴらごぼう等、身体を陽性化させる食養料理を摂っていると、さらに痩せてくる（締まってくる）現象が起こることがあります。痩せすぎず太りすぎていない身体が中庸です。

現代の一般的な食事から食養の食事に切り替えると、一時的に体重が減少し、痩せてくることは多々あります。体質と体調に合った食事であれば、体重減少は食事を変えてから一年以内で下げ止まるはずです。下げ止まった状態が数カ月続くこともありますが、その後は体重増加につながります。元々痩せていた人であれば、食養の食事に変えても体重は減少せず、ほどよく太ってくることもあります。穀物と野菜、海藻、天然醸造調味料などで適正な体になってゆきます。

「食品の陰陽と食べ方の目安表」（資料５：Ｐ２６８〜２６９参照）でわかるように、食品を大雑把に陰陽でみると、糖度の高いもの、水分の多いもの、やわらかいもの、油（脂）がたくさん含まれたもの、カリウムが多いもの、生のもの、は陰性の食品です。

一方、塩気の強いもの、水分の少ないもの、かたいもの、油（脂）の少ないもの、ナトリウムの多いもの、火が入ったもの、天日で干されたもの、は陽性の食品です。植物性食品が陰性で動物性食品が陽性です。そして地上で上に伸びる植物は陰性で地下で下に伸びる植物は陽性です。

陰陽ともにたくさん摂取してきた人が「陽性肥大体質」です。陰陽の食材を幅広くたくさん摂取できたということは、胃腸や肝臓、膵臓などの消化器系が元々丈夫であったということもいえます。また、適度な運動をすることで消化力が上がりますから、小さい頃から活発に動いていた人でもあります。活動的に動いていたとしても、食養の実践者であれば陽性の肥大までにはならず、中庸を維持しているでしょう。陽性肥大体質はやはり、動物性の陽性食品と砂糖や果物に代表される陰性食品をともに多食した人です。

陽性肥大体質の中でも、中庸に近い体質もあれば、中庸からかけ離れた体質もあります。陽性の萎縮に近い体質の人もいれば、陰性の肥大に近い体質の人もいます。「五つの体質表」は、五つの体質を固定化したものではないのです。

太っていても痩せていても、元気であれば問題ありません。陰陽も肥大も萎縮も特徴であり、良し悪しではありません。しかし、太りすぎで（または痩せすぎで）階段も上れない、ちょっと歩くと息が切れるというのでは健康とは言えません。健康状態から逸脱したときに、陰陽、肥大萎縮のどの辺りに体質があるのかを判断するのに活用するとよいのです。日常生活を健康的におくれる人は中庸かその周辺の体質です。

陽性肥大が過ぎると、肝臓病、肝臓ガン、膵炎、すい臓ガン、大腸ガン等、消化器系のさまざまな病気を多発させます。高血圧、高脂血症、糖尿病も陽性肥大の特徴的な疾病です。陽性肥大体質が過ぎる人は、陽性肥大体質を助長する食品を控えることです。動物性食品と、白砂糖や人工甘味料を止めるだけでも体調は良くなります。

食事は一日一食、飲み物はごぼう茶を飲むという健康法が一時流行っていましたが、陽性肥大体質の人に合った健康法です。陽性肥大体質は陰陽の食品ともに過ぎ、ナトリウムもカリウムも過ぎたわけですから、断食や半断食（少食）、さらには塩断ちも身体に合っています。

土地の陰陽と食物の陰陽

野菜の陰陽を見るにしても、比べる野菜の対象があっての陰陽ということです。そして自然環境を対象に見てみても素材の陰陽がわかり、その土地の陰陽がわかります。

たとえば、降水量の多い地域で育つ食物と、降水量の少ない地域で育つ食物の陰陽もあります。雨が多く降る地域は少ない地域に比べて陰性で、雨の少ない地域は逆に陽性といえます。

たとえば、ゴマは雨の多い地域で育てると油が少なく、雨の少ない地域で育てると油の多いゴマが収穫できます。ですから、乾燥地帯で取れるゴマから搾った方がゴマ油をたくさん取れるのです。

乾燥地帯では人間にとっても油は必需品です。口から摂取するのもそうですが、肌に潤いを与えるためにも油はなくてはなりません。逆に湿潤な地方では油の必要性は乾燥地帯よりはずっと低く、日本のゴマ油が高価なのは油の取れる量が少ないためなのです。日本の梅雨時や湿気が強い夏に油を摂りすぎると、いくら質のよい植物性油であっても体は負担になることが少なくないのです。

水を最も必要とする食べ物にお米があります。水田はずっと同じ水を貯めておくのではなく、毎日水を入れ替えて、穏やかに流れる水の中で稲は育っていくのです。

同じ穀物でも麦は、米に比べたらやや陰性で、水をほとんど必要としません。ヨーロッパの乾燥した地域ではパンの原料となり、日本でも雨の少ない冬が生育期間になっています。麦と米の陰陽は降水量の点からも見られるのです。

ウリ科の元祖に近いきゅうりがゴーヤ。「苦瓜《にがうり》」とはいうものの、苦みの正体は実はエグミです。陽性な苦さに対してエグさは陰性です。陰陽は両極端になると、おもしろいことに見分けがつきにくくなります。

たとえば、塩と砂糖。塩の陽性に対して砂糖は陰性です。白砂糖と塩はパッと見ただけではよく似ています。さらに塩も砂糖も、高濃度の塩漬けの漬物や、高濃度の砂糖漬けのザボンなど、食物を保存するのに使われます。

可視光線・七色の陰陽も、陽性から赤・橙・黄・緑・青・藍・紫となりますが、赤を濃くしても黒になるし、紫を濃くしても黒となります。目に見える色の陰陽でも極陽性と極陰性は一見すると黒ですから見分けが難しいのです。

苦瓜は、ちょっと食べただけでは苦いのかエグイのかわからず、陰陽の判別がつきにくい食物です。そういった食物の陰陽の判別をつけるには、まずは調理をしてみることです。どういった調理法でおいしくなるのか。きゅうりなどはそのまま食べてもおいしいですが、苦瓜はやはり炒めるなど、しっかり火を通して（陽性化して）食べないとおいしくないですね。ということは、苦瓜は一般的なきゅうりに対して陰性な食物という判断ができるのです。

植物の生態から陰陽を判別する場合、植物そのものの大きさや色、形（丸型、細型など）を主に観察しますが、その他の方法として収量の多少も陰陽の判別の大きな観点となります。

収量が多いものに比べ、少ないものの方が陽性となります。一本の苗木が土から吸う陽性な天然養分を多くの実へ配分するよりも、少ない実へ配分する方が一個の実に配分される栄養素が多いという単純なことからです。実が少ないものの方が、想像とは逆かもしれませんが、根の張りが広く大きいのです。

現代の慣行農法は窒素・リン酸・カリウムという陰性な化学肥料を大量消費して無理やりに実を付けさせますが、その結果、根の力は弱まり、根を強く張って養分を吸収しようとする力を奪っています。というよりも、自然の根は害のある化学肥料を吸いたくないために根を細く短く、根の張りを自ら弱めているのでしょう。

一反の田んぼで取れるお米は、収量が少ないほど味がいい、と農家さんから聞いたことがあります。実際、そのようです。たくさん取れたからといって喜ぶなかれ。その裏にあるものを見定めなくてはなりません。品種改良をして収量を高めた品種も同様です。

古代から続く食物の多くが、収量を上げるために品種改良されています。農業の歴史は収穫量を増やす歴史といってもいいでしょう。収穫量を上げることは人間社会の必然とはいえ、生命力の観点からは食物の生命力を弱め、陰陽の観点からは陰性が増していることになります。

陰極まって陽、陽極まって陰。

陰陽の変化は、歴史をみても、人間の生理をみても当てはまります。生命力が弱まった現代にあって、古代の食物がもつ生命力に目を向ける人々が増えているのも必然なのです。

陰になれば陽を好み、陽になれば陰を好む

漢方医学やアーユルヴェーダ医学でも、体質をいくつかに分けて、体質別に処方を変えています。大森英桜が正食医学において体質を分類したのは、伝統医学を参考にしたのはもちろんですが、食物と体の陰陽を柔軟に応用したのです。

陰性の食べ物を食べ続けていれば体は陰性になってきます。しかし、陰性の食べ物の中にも、植物においては地上で上に伸びる陰もあれば、地下で横に伸びたり膨らんだりする陰もあります。夏野菜のオクラは上にツンと伸びる陰性の野菜の代表です。ジャガイモや里芋、サツマイモなどの芋類は土の中で横に伸びて膨らむ陰性の野菜の代表です。

陰陽は相対的ですから、オクラと芋を比べれば、オクラの方が陰性で芋の方が陽性です。しかし、

食物全般を見渡すと、陰陽それぞれの食べ物の中でも特徴があることがわかります。動物性食品の肉のようにタンパク質、脂肪、ナトリウムなどを多分に含んだ陽もあれば、梅干や沢庵のような塩気と手間と時間が染み込んだ陽もあるのです。

ジャガイモや里芋などの芋類を主食のように摂りつづけていると、肥大した体型になってきます。サモアやパプアニューギニアなどのオセアニア地方の原住民は元々、タロイモを主食としてきましたから、体は大きく丸々としている人が多いのです。炎天下と海に囲まれ、ほどよく魚を摂ることで陰陽の調和をとっていたのでしょう。

大森英桜が、「体質」と「体調」の陰陽と中庸を分析し分類した表（資料４：Ｐ２６７参照）があります。これから紹介する体質の事例と、この表を参考にしながら、自分の体質・体調、そしてタイプはどこに当てはまるのかを考えてみてください。ただし、体質も体調も変わっていくものですから、固定的に考えず、あくまでも参考にしてください。

陰性の芋ばかり食べて、炎天下という陽、魚という陽が体に入らずにいたら、色は白く、水ぶくれてプヨプヨした体型になります。これが陰性の肥大型の体質です。この体質が過ぎると元気がなくなり、動作も思考も緩慢としたものになります。引っ込み思案で決断力も行動力もなくなります。ハチや蚊に刺されると大きく膨れ上がり、なかなか治らないのもこのタイプです。

ニコニコと笑顔があるうちはまだよいのですが、笑みもなく血の気もなくなってきたら、大きな病気が現れてもおかしくありません。陰性の白血病（陽性の白血病もある）、血小板減少症、陰性の乳ガン（患部が崩落陥没するタイプ）になる人は、陰性の肥大型の傾向が強いのです。

身土不二を基本とした食生活であれば、中庸からかけ離れた体質にはなりません。しかし、経済発展によって環境を無視した生き方が現実になった今では、陰陽両極に偏った体質の人が増えているのです。

陰性の肥大型のタイプの人は、梅干や沢庵、ごま塩、てっかみそ等の陽性で締める働きの強い食べ物を好む場合が多々あります。圧力鍋で炊いた玄米ごはんや雑穀入りの玄米ごはんが合う人もこのタイプです。人間を含めたすべての動物に備わっている恒常性（ホメオスタシス）は、中庸を保とうという働きです。陰になれば陽を好み、陽になれば陰を好む働きです。

体に備わった五感（口・目・耳・鼻・皮膚）そのものが恒常力ですが、その感性は人によって働きの強弱があるのも事実です。五つの口で吾《われ》ですから、五感を清浄化させることは自分自身を磨き高めることそのものです。

陰性の萎縮体質のタイプは、消化吸収力が弱いのが特徴です。アゴが細く、生来、胃腸の働きが弱い人に多い。アゴの発達は幼少期の食生活に大きく左右されます。柔らかいものばかり食べているとアゴが発達せず、胃腸機能も高まりません。アゴの大きさは胃腸など消化器の強弱を測るのにもっとも大切な望診の指標となります。

胃腸の働きが弱いと、脳への影響も大きいものです。無気力で覇気がなく、意志が弱くなります。判断力も低下していますから優柔不断で決定できない傾向もあります。陽性の萎縮タイプは、脚のO脚が目立ちますが、陰性の萎縮タイプはX脚の方が断然多い。

陰性の萎縮タイプの人は、まずは胃腸の働きを高めることです。お粥、おじや、煮込みうどん、くず湯、くず練りなどで胃腸を温め、休めることです。人間の臓器と細胞は、休めることでおのずと活発に動くようになっています。

胃腸の機能を高めたうえで、陰陽両方の食材を適度に摂っていきます。陰性の萎縮タイプは幼少期の消化機能が高まる時期に高められなかったわけですから、陰陽両方の食物のエネルギーが不足しているのです。

ある種の食物アレルギーの人にも陰性の萎縮タイプが見受けられます。

マクロビオティックの基本食である、きんぴら、ひじきコンニャク、昆布の佃煮、ねぎみそ、切干大根と高野豆腐の煮物などは、陰性の萎縮体質の人には相性の良い料理です。油揚げ、厚揚げ、がんもどきなどもよいでしょう。ただ、胃腸機能が弱い傾向にあるので、揚げ物や油を多く使った炒め物などは控えめにしておきます。

胃腸機能を高めるのに腹部に生姜シップをしたり、足やお腹を湯タンポで温めることも大事です。夏であっても冷たい飲食物は避け、温かいものを摂っていきます。

江戸時代には麦湯、甘酒などを夏場に摂っていたようですが、陰性の萎縮の人も胃腸を冷やさない食事と生活が必須です。また、よく歩き、よく働くことは何より大切です。体を動かすことで胃腸が刺激され、消化吸収力が高まります。呼吸法を身につけ、肺と腸の活動を高めることも中庸へ向かう大きな後押しとなります。

和食の真髄はマクロビオティックの基本食

日本人においてのマクロビオティックの基本食は玄米ごはん、みそ汁、漬物を中心に、時に添えられる、ごま塩、てっかみそ、きんぴらごぼう、ひじきれんこん、切干大根と高野豆腐の煮つけ、ねぎみそ、季節の野菜料理と海藻料理等のことを指します。

そして、世界各地にはそれぞれの国の風土に合ったマクロビオティックの基本食があります。世界に誇る和食の真髄は、日本におけるマクロビオティックの基本的な食生活にあります。日本人であれば、季節に応じたマクロビオティックの基本食を日々繰り返していると、元気と本気が湧き起こってきます。しかし、幼少期から動物性食品、白砂糖や人工甘味料、人工添加物などを食べて育った世代には、マクロビオティックの食事として、ひと工夫、ふた工夫しなければならない場合が少なくありません。

マクロビオティックにおける基本食というのは、中庸な体質の人にとっての基本食です。

陰性の萎縮タイプ、陰性の肥大タイプにも十分活用できますが、陽性の肥大タイプと陽性の萎縮タイプには合わないことが少なくないのです。特に陽性の萎縮タイプには、ほとんどの場合、基本食は必要ないことが多いのです。もちろん、体調次第で必要なこともあります。絶対ということは、どんな場合においてもありません。

偏った正食というと、おかしな言葉ですが、体質と体調を無視して、陰陽の目をもたずに、圧力鍋で炊いた玄米ごはん、みそ汁、ごま塩、てっかみそ、きんぴらごぼうばかりを食べていると、場合によっては強い陽性の萎縮タイプに凝り固まってきます。

私も厳格に正食を始めた二〇歳からは、このような食事以外は一切せずに何年も過ごしましたから、よくわかるのです。その当時、会う人ごとに「締まりましたね。痩せました？」と言われました。何年も言われ続けましたから、そのうちに締まりすぎて消えてなくなってしまうのではないかと、冗談半分本気半分で返答していたのです。

肌の色は黒く（今も黒いですが）、ギュッとしまっていました。二〇歳の頃には四二日間も断食をして三六キロまで体重が落ちましたから、尋常ではありません。

私の場合は二〇歳から約一〇年、基本食以外はほとんど食べない生活を送っていました。もちろん体質に合っていれば、何年何十年と基本食を続けていてもまったく問題ありません。問題は、体質に合わない食事を続けていることなのです。私の体は、過去に摂って蓄積した動物性食品で造られた極陽性な細胞と組織を上手に代謝できずに、基本食をやみくもに摂っていたことが問題だったのです。

今は中庸の素晴らしさに気づいて、食事と生活（運動、掃除、瞑想など）で中庸を保っています。体重は六〇キロ弱です。有難いことに元気と本気がとめどなく湧き起こってきます。元気と本気が湧き起こって来ないようでは、食事と生活が体質と体調に合っていないと、まずは考えることです。

陽性の萎縮体質のタイプは一見すると元気です。陽性ですから、それなりに動くことができます。しかし、体は硬く、心も頑なであれば、陽性の委縮が過ぎます。人の話を聞かない、独りよがりになりやすいのもこのタイプです。視野が狭く、物事を大きく広くみることができません。人への批判が多いのも陽性の萎縮です。

病気では、陽性のリウマチ（陰性のリウマチもある）、肝硬変（肝臓ガン）、膠原病（すべての膠原病ではない）、筋硬化症、陽性の腎臓病（陰性の腎臓病もある）などは陽性の萎縮の傾向が強いのです。

年齢とともに身長は縮まるものですが、還暦を過ぎて二〇代の頃よりも一〇センチ以上縮まってしまった人は、陽性の萎縮の可能性が十分あります。健康相談に来られる方で、四〇年も正食していたら、体がどんどん萎縮していき、動けなくなったという人がたまにあります。食歴を尋ねると、陽性過多のことが非常に多いのです。もっと緩めるものを食べた方がいいのです。

じゃがいも、トマト、ナス等のナス科の陰性な食品も、そういう人には必要だったのです。陰性だからよくないという判断力では、健康は維持できません。陰陽は良し悪しではなく特徴です。中庸を保つことが大事なのです。

二〇歳頃より身長が二〇センチも縮んで、歩くことさえ困難な人がいました。足を上に上げることもできないのです。こういう人には圧力鍋で炊いた玄米は合いません。土鍋の玄米でも強すぎる場合もあります。分搗き米にしたり、時には白米でもいい。お赤飯でもいいです。目の前に玄米ご飯と赤飯を並べて食べてもらったら、赤飯がおいしすぎて涙を流した人さえいます。

食は感覚という本能で食べるものです。もちろん食感覚が狂っているから病気が多発しているのですが、狂った食感覚の中にさえ、本能の光があるのです。道場で様々な人と生活していると、そのことに気づきます。

陽性の萎縮タイプには、頑固な人が多いですから、それまでの習慣をなかなか変えようとはしません。陽性の食事ばかりしていると、体の細胞や組織も硬く締まったものになりますから、急に水分の多い陰性な食事をしても、上手に水分を吸収することができません。石に水気を含ませようと思っても無理ですね。

陽性の萎縮がひどくなると、陰性のものを食べるとすぐに反応するようになります。果物や夏野菜、水分をちょっと多く摂ると、頻尿になったり、一時的に貧血になったりしますから、「自分の体質は陰性だ」と考え、塩気や根菜を摂って陽性にしようとします。かく言う私がそうでした。陽性の萎縮も手足がとても冷えるのです。風呂に入れば一時的に温まりますが、またすぐに冷えてくるのです。一方、陰性の萎縮タイプや陰性の肥大タイプの冷えは、風呂に入っても温まりにくいのです。血液自体が少なかったり貧血ですから、温めても流れる血液の量や質を変えないことには冷えはなくなりません。

陽性の萎縮を中庸に向けていくには、根気よく陰性の緩める食品を摂りつづけていくことです。ただ、冷えがあるわけですから、陰性のものでも冷たいものはよくありません。陰性の食材を温めて摂ることです。生姜を多用するのはよいです。みそ汁やスープに生姜おろしを入れてもよいでしょう。カレー粉や胡椒、唐辛子などの香辛料を温かい料理で摂るのもよいです。

じゃがいも、トマト、ナス、里芋、枝豆、豆腐、などの緩める陰性の食材を温めて摂ることです。時々、塩断ち（無塩食）をするのもいいでしょう。

肝臓ガンの末期の人で、にんにくを毎食好んで食べていた人がいます。この方への食養指導は、全体的に陰性の食箋で、陰性の食材を使いながら温める食事をすすめました。病院では対処できないほどの肝臓ガンでしたが、一〇年以上も経つ今でも元気に暮らしています。

中庸の人に好き嫌いなし

おもしろいことに体が中庸になると、ちょっとしたことでは陰陽に大きく振れなくなります。中心軸がしっかりするからです。水分を多少とってもしっかり体内で保水することができます。一方で、余分な水分を溜めこみすぎず、しっかりと排水もすることができるので、浮腫んだりすることもありません。食感覚と体感覚が一体になります。口においしいものが体にもよいものとなります。「口は天国、お腹は地獄」なんてことはありません。

中庸は陰陽両方のすばらしい性質を併せもちます。食べ物でも、人間関係でも好き嫌いがなくなるのです。本能の曇りが取り除かれ、陰陽の比較をしなくても、自分に合った「おいしい」ものを食べることができます。

中庸は心身の安定を表します。陰に振れたり、陽に振れるのは、ある意味において修行です。人生そのものが修行です。中庸を知ることが人生の醍醐味です。

陰陽の大きな偏りが病気であり、陰陽の偏りから中庸へ向かう過程が病気ともいえます。病を得て陰陽を知り、中庸を知ることができます。偏って、偏らない大事さを知り、何かにとらわれて、とらわれないことの有難さを知ります。中庸があるからこそ、陰陽は縦横無尽なのです。奈良の薬師寺の元管主・高田好胤《こういん》氏は「かたよらない、こだわらない、とらわれない」ことが仏の心と言われました。陰陽の目で見ればまさにこれが中庸です。中庸に好き嫌いなしです。

「かたよらない、こだわらない、とらわれない」仏や神は、「かたよって、こだわって、とらわれている」私たちさえも大きな目で見てくれているように感じます。かたより、こだわり、とらわれることが、ある意味ではこの世での修行なのです。そして、それに気づき、そこから仏や神の心に近づこうとする努力が一歩進んだ修行であるのかもしれません。

ある雑誌にミシュランの三ツ星を受けたという銀座のお寿司屋さんの店主さんのインタビュー記事が載っていました。店主は八〇歳を超えた方だったと思います。とても印象深い記事の内容で、いくつか貴重なことを言われていたと記憶しています。

そのひとつに「今の人は自分にあった仕事を探そうとするが、それは間違っている。仕事に自分を合わせるのが筋で、そうやって信頼や信用がつき、仕事が板についてくる」という言葉がありました。私はそれを読みながら、そのとおりだなあーと、いたく感心したのです。

仕事も生命現象のひとつといえます。あらゆる生命現象では宇宙の秩序からはみだした行いはどこかで何らかの障害を受けます。宇宙の秩序に則った生き方は、とても順調に進むものです。

「仕事に自分を合わせるか、自分に仕事を合わせるか」は大きな違いです。

仕事が自然と相対するものであればあるほど、仕事＝自然に合わせたものでなければうまくいくはずがありません。

気候の変動が激しい昨今、自然の中で生かされている私たちは、やはり自然に合わせて生きています。自然に合わせられない生物は淘汰されてきました。自然に合わせる。仕事に合わせる。相手に合わせる。見方を変えるとすばらしい言葉であり、行いです。自然に合わせてこそ楽しい人生を歩むことができます。生物や人間の歴史をみても明らかです。

自然に合わせる、仕事に合わせる、相手に合わせる、ということは協調性があるということです。陰陽でみると中庸の状態ということがいえます。協調性の中庸に対して、独断性、自己本位は陽性となるでしょう。

進化生物学者の長谷川眞理子氏がおもしろい研究をされています。

「コンピューターでシミュレーションすると、何かを得たら相手にもお返ししてという集団は双方がプラスになって、どんどん繁栄して一番最後まで残るんです。他者をだましたり、裏切って食い物にして自分の利益をどんどん増やしていくものは、一時は栄えますが、そのうち、そういうもの同士でだまし合って自滅しています」

長谷川眞理子氏の研究は、それぞれの人間の数百年の盛衰を短時間でシミュレーションしての結果ですが、もし数千年、数万年の単位でみれば相手である人間を大自然に置き換えることもできると思います。

「自然に合わせた生き方は人間も自然も繁栄できるが、自然を欺いたり、自然を食い物にして人間だけの利益をどんどん増やしていく文明は、一時は栄えますが、そのうち、そういう国同士でだまし合って自滅しています」と置き換えて解釈できます。今はまさに、「自己本位の生き方」から「自然に合わせる生き方」、すなわち中庸への転換期にあると思います。

体質と体調という複眼思考をもつ

マクロビオティック生活法を日々続けていると、陰陽にとらわれない中庸が保たれ、体の中から元気と本気が湧きおこってきます。

いつまでも静かに坐り続けられもするし、動き出したら元気に動ける。楽しみと喜びを誰にでも与えることができるのも中庸の心と体です。与えることが自分の喜びです。すると、誰からともなく与えられもし、何不自由なく楽しみの世界の中で生きることができます。

中庸を目指して生きるためには、体質と体調という複眼思考をもつことです。体質の陰陽は、身長の高低、髪の質、顔の形、目の大きさ、胴体と比べた腕や脚の長さなどを総合的・複合的にみて判断します。幼少期までに大方の体質が決まってきますが、一生涯変わらないものではありません。マクロビオティックは体質を変えうるものですが、一朝一夕に変わるものではないことも事実です。

体調の陰陽はまぶたの内側の色、顔色、唇の状態、睡眠時間、食欲、大便・小便の状態などを総合的・複合的に判断します。体調はその時に流れている血液の状態をあらわします。体調は日々変化しやすいものです。

体調を整えることは血液の状態をよくすることです。食事、運動、心のもち方で血液はよくもなれば悪くもなります。血液をきれいに保ち続けることで、いつのまにか、体質も改善してきます。

体質が陽性な人は陰性な食べ物を好む傾向があります。しかし、陰性食品の過剰摂取を長年続けていると、いつの間にか陰性の体調が板についてしまうということも少なくありません。陽性体質の人が陰性の食事で健康を保っている限りはよいのですが、陰性になりすぎて症状があらわれることもあります。そんな時の正食療法では、陰性な体調に合わせて陽性な食事をすすめます。玄米ごはん、みそ汁（豆みそ、麦みそ）、昆布の佃煮、ひじきれんこんなどを好んで食べるようなら、それらの食事をすすめられるのです。「おいしくもない」のに陽性にしなくてはと考えて陽性な食事をすることは間違っています。感覚を大事にすることが何より大切です。

その感覚も比較対象がなくては「どちらがおいしいか」わかりません。

梅生番茶と椎茸スープを飲み比べるとどちらがおいしいかよくわかります。空腹時やウォーキングの後などはより鮮明にわかります。もちろん、両方おいしい、両方ともおいしくない場合もあります。「おいしい」「おいしくない」だけでなく、微妙な味の違いを感じることもできます。

「良薬口に苦し」という諺があります。体によいものは「苦い＝まずい」と考えている人がけっこう多いのです。ビールは苦くてもおいしいのに、なぜ「苦い＝まずい」となるのか。「甘い＝おいしい」と考える人が増えたというのも一因でしょう。「良薬口に苦し」の諺ができた時代では苦みがおいしかったのだと、私は考えています。

苦みは甘みに比べて陽性です。動物食が過剰でなかった時代では、苦みの陽性をほどよく摂ることが健康の妙味であったと想像できるのです。味覚異常を起こしている人であっても、生活を抜本的に改善すると、正食の微妙な味の変化を感じ、楽しめるようになります。

身長は高く、顔も細長い、目や手も大きく、耳も開いているのは陰性な体質です。陰性な体質の人は陽性な食べ物を好みます。圧力鍋で炊いた玄米や塩気がしっかりきいたキンピラ、切干大根の煮物を長年「おいしく」食べ続けられるのも陰性体質の人のことが多いのです。しかし、いくら陰性体質であっても陽性食一辺倒では、体調は陽性過多になってしまいます。肌は硬くなり、セッカチでせわしない性格になることもあります。

食事は体調の陰陽に合わせて摂ることが肝要ですが、体質は体の芯の部分を形成するものですから、体質を考慮しながら食事の陰陽を考えていきます。陰性体質で陽性な体調の人には、陰性食を中心としますが、陽性な食べ物も補助的に摂っていきます。そして、陽性体質で陽性な体調の人よりも、早くに中庸や陰性な体になりやすいので、陰性食を長く続けることには慎重にならなくてはなりません。

人の声からも陰陽判断

バイオリニストの五嶋龍さんは「メロディーを奏でなくても、よい音はずっと聴いていても飽きない」と言います。

音も波動です。この世の全ては強弱あるバイブレーション（波動）の集合と離散ですから、陰陽そのものです。調和と不調和といってもいいでしょう。調和と不調和は行ったり来たりしているから、善悪ではなく、変化です。

調和を保った音こそがずっと聴いていても飽きない音なのでしょう。ソッと耳をすますと何らかの音が飛び込んできます。考え事をしていると音など聞こえませんが、耳をすませばかならず何かの音が入ってきます。耳鳴りは血液（リンパ液）のサワリとヨゴレです。体の中からの音こそあなどれません。体の内と外から私たちは音に包まれています。ずっと聴いていても飽きない調和のとれた音は、心身が調っていなければ聴こえないし、発することもできません。

五嶋さんは武道をとおして心身の鍛錬を積まれているといいます。丹田の上げ下げで音楽が違ってくるというのです。丹田を上げ下げしたり、膨らませたりしぼめたりすると陰陽の強弱が変わってきますから、発する声や聞こえる音も変化してきます。

私たちは身体の中と外から絶えず音に包まれて生きています。地球そのものが動いているわけですから、すさまじい音の嵐の中にいるのです。生きることとは音を発することと言ってもよいでしょう。亡くなった人の傍らにいると何と静寂なものかと感じます。「心地よい音」は本来、人を癒すものです。

音楽セラピーなるものがあります。楽しい音は本来、人の病を治す力があります。演奏による音楽だけではありません。小鳥のさえずる声にもすばらしい力があります。

もちろん人間の言葉にも力があります。声帯の振動が声になって周りに伝わります。あの人の話を聞くと元気になる、ということがあります。話し手の波動が聴いている人へ伝わり心身が調和されるのです。講演や法話というものは本来、人々を健康、平和に導くものです。闘争心を煽る言葉や行動は、発信者に何らかの意図があります。今のテレビや新聞、ニュースを見ていると、戦争をしたいという人たちの思惑を感じざるをえません。

この世は陰陽の世界ですから平和的な人もいれば闘争的な人もいます。ですから闘争的な人を否定することはできません。闘争的な人ともうまくやっていく術がマクロビオティックにあります。

声の高低も陰陽で見ることができます。男性は女性よりも低く、女性は男性よりも高い傾向にあります。運動をよくする人はしない人に比べて声は低い傾向にあります。声の高低は主に声帯の振動数によって決まってきます。振動数が多いほど高く、少ないほど低い。通常は一秒間に一〇〇～二〇〇回、声帯が振動して声を出しているといわれます。一〇〇と二〇〇を比べれば、回数の多い方が高音です。前立腺ガンの人は、声が低くなる傾向があります。低いくらいならばよいのですが、声が出にくくなることもあります。食養相談は電話で受けることも多いのですが、そのときは声の状態で陰陽を把握します。

男性ホルモンが過剰になってくると声は低くなり、女性ホルモンが過剰になってくると声は高くなります。男女の声を聞いているとよくわかります。病気の陰陽を判断するときも声の高低と淀みをよく聴きます。

だみ声で低い声であれば、声帯が硬くなってきているのだと判断できるのです。硬くなるということは陽性ですから、陽性な体調なのだと判断します。動物性食品が多かったり、塩気を摂り過ぎていても声が低くなってきます。またはマクロビオティックの正食をしていても、過去に動物食で造られた細胞を排毒しようとしているときは、一時的にだみ声で低くなることもあります。排毒反応による低音なのか、その時の食事が陽性すぎての低音なのか、その見極めは食養指導の経験と勘によりますが、一番よくわかるのは本人です。本人の味覚がどのようなものを欲するのかということが、とても重要なのです。

陽性過多の排毒反応のときは、陽性の食事を受けつけません。昆布出汁の豆みそのみそ汁はのどを通らない、ということもあります。豆腐やキノコを具にしても受けつけないことがあります。排毒反応が強ければ強いほど、人間の体は敏感になります。

一方で乳ガンの人にとても声の高い人がいます。女性ホルモンの過剰から来ていますから、そういう乳ガンは陰性の要素が強いという見方もできます。しかし、声が高いという要因だけで陰性と決めつけてはいけません。動物食の過剰がガン発生の大きな要因ですから、ガンの多くは陽性が強く、陽性が潜んでいると考えて対応した方がよいものです。

東洋医学の診断では、声や体から発せられる音を聞き分けて陰陽を判断する、聞診《ぶんしん》という診断法があります。マクロビオティックの望診《ぼうしん》は、顔や手などを主にみて診断しますが、聞診は声と臭い（香り）を主にみるのです。

望診でもっとも重視するのが肌の艶です。聞診では声の張りや力強さ、臭いをもっとも重要視します。望診でも聞診でも共通するのが、生命力の強弱をみることです。生命力が充実している人は、肌と同じように、声にも張りと潤いがあり、いい香りを体から発しています。聞いていて心地よく、リズミカルな話し方をします。

陽性が過ぎると声は大きいのですが、耳障りな音となります。陰性が過ぎるとか細く、頭や心に残らない声になります。母親が子どもに「何度言ってもウチの子は聞かない」というのは、母親の声にも問題があるのです。

陰性に偏りすぎても陽性に偏りすぎても生命力は減退していきます。中庸がもっとも生命力が充実した状態です。中庸な人は声にも力があり、頭や心に残る心地よい言葉を発します。心には残るけれど、嫌な気持ちを残すような言葉は、陽性は陽性でも、極陽性です。

中庸な人の声は人を感動させて感激させる音を発するものです。ずっと聴いていても飽きない、心地よい音です。稲穂が風にそよぐ音は何とも心地よいものです。自然の穏やかな音です。

音色、声色も陰陽ですから、相性があります。低音や低い声を好む人と高音や高い声を好む人では陰陽が違います。陰は陽を求め、陽は陰を求めます。中庸は陰陽併せもっていますから、低い声も高い声も全ての音が障りなく、嫌いになることもありません。

陰陽を身につけることはどんなことにも依存しない自由な生き方を確立するものです。とらわれず、こだわらず、かたよらずに生きていくことでもあります。声の陰陽だけでなく、様々な現象に陰陽があります。陰陽の目を身につけるには、陰陽で物事をみる習慣をもつことです。習慣は人を変えます。陰陽の見方を習慣化することで運命が開けていきます。

陰陽は善悪ではない、自然宇宙の摂理

マクロビオティックを実践している人は、陰陽にとらわれ過ぎて自由ではない、という声を少なからず耳にします。肉・卵・乳製品・魚などは体によくないから食べない、というのはいささか窮屈な生き方だと感じている人が少なくないのです。たしかに、陰陽を善悪のように考えて、窮屈に生きていることがあります。真の健康と自由と平和を求めて始めたマクロビオティックが、いつのまにか不健康で不自由で不安定になっていることも時にあります。

かく言う私も、そんな時期がありましたが、今は健康と自由と平和を求めて生きているというのが正直なところです。

陰陽は善悪でなく、特徴です。陰の特徴、陽の特徴、ともによいものです。陰の特徴は、陰気なところもあれば冷静で視野が広いところもあります。陽の特徴は陽気ですが、時に癇癪《かんしゃく》と視野狭窄

を起こすこともあります。陽がよくて、陰が悪いものでは決してなく、逆もまた同じです。陰もよし、陽もよし、中庸ならばさらによし、という生き方がマクロビオティックです。

マクロビオティックな生き方をしていると、自然と動物性食品を欲しなくなります。食べても「おいしい」ものではなくなってきます。おいしいと感じる人は「本当かな？」と思うでしょうが、一週間、徹底的に体質改善の生活をしたら、味覚が変わります。

味覚が変わり、その他の感覚器官も人間本来のものとなったなら、良し悪しを越えた生き方ができます。五感が清浄にならずに、自分の心身を健全だと錯覚して、何でも食べてしまう人には、心身の試練が訪れます。ありがたいことです。

五感が清まされると、出会う人、口にする食物、歩む道、すべてにおいて障りなく、万感の想いで生きていけます。心身の洗濯がなされれば、あれこれ迷って選択する必要がなくなります。正食をしようと思わずとも、必然的に正食になっています。

この世は良し悪しを越えたすべてが必然の世界です。陰陽はこの世が必然の世界だということを教えてくれる羅針盤です。そして、この世ではとらわれることも必要な学びだということに気づきます。陰陽は善悪ではないのですから、陰陽の見方に一度とらわれてみるのもよい経験であり、学びです。そして学んだことを生かすも生かさないもあなた次第です。

とにかく自然宇宙の摂理として、すべての物には陰陽があります。葉っぱは根に比べて陰性ですが、葉元は葉先に比べて陽性です。しかし、種は葉になる要素もあれば根になる要素もあります。茎になる要素、花になる要素、そしてまた実になる要素、すべてを孕んでいます。種である穀物を主食とした人間には精神（陰）と肉体（陽）が充実しています。

穀物を日々の食の中心とできるようになるまでの人間の歴史は苦難の連続でした。朝起きたら温かいご飯が簡単に食べられるようになったのはここ数十年であり、自然の歴史からみると異常なことでもあるのです。

食の最終調理は台所にあります。では最初の調理はどこにあるか？　種を蒔くところ、種を継続するところに最初の調理があるのです。食と農は一体です。農なきところに人間の食は存在しません。文化的な食なきところに農は生じません。人間の豊かさと農の豊かさは一体です。人間の基本は農にあり、食にあります。

自由というものは与えられるものではないと食を通してからも学ばされます。今の日本のように、カネさえあれば何でも自由に食べられると錯覚した世の中では、食べることにおいて不自由を感じることはありません。思うがままに自由に食べることは幸福の条件です。しかし、自由に食べて、心はワクワクし、体はイキイキしていなければ、幸福とはいえません。秩序なく、やみくもに食べて胃腸を酷使し、イライラしながら生きている人がいかに多いか。

人は本来、酸いも甘いも、苦難も楽も、身に起こることすべてに感謝と有難さを感じて、幸福感に包まれて生きることができます。もちろん辛いときは辛いものです。でもその辛さこそが有難いものだと、辛苦を反転する心の力が誰にも備わっているのです。胃腸がきれいになり、血液や細胞がイキイキと活性化してくると、理由のない幸せ感が湧きおこってきます。

辛苦を反転する心の力、これこそが自由と幸福の基礎となるものです。しかし、それは与えられるものでは決してありません。自らつかみとるものです。いや、自らの内側から湧き起こってくるのです。辛苦を反転する心が身についてしまえば、何をやっても自由で楽しい人生を歩めます。会う人すべてを好きになって、自分と他人の境がなくなります。嫌な人がまったくいなくなります。

この世は自他一体の世界ですから、マコトの世界を体現する生き方です。心の欲するままに生きることが自由です。孔子は論語の中で「七〇にして心の欲する所に従えども矩《のり》を踰《こ》えず」と言ったのは、七〇にして中庸の世界に到達したということだと思うのです。

「かたよらず、こだわらず、とらわれない」自由な心と体は、穀物から生まれたといっても過言ではないでしょう。

第5章 命の欲求を見つめる生き方

欲というものは本来、身体を調和させるためにあるものです。
しかし、度を過ぎた欲は心身の調和を乱します。
マクロビオティックは禁欲を謳ったものではありません。
むしろ、欲を大事にする生き方です。
心身に湧き起こる欲求を否定せず、
その欲求の元にあるものを見つめる生き方、
それがマクロビオティックの目指すものです。

湧き起こるさまざまな欲求

食養指導をさせていただいていると、健康問題にとどまらず人生相談のようなことまで引き受けてしまうこともあります。親族間の遺産相続の問題まで及ぶことがあります。体の健康と心の安定は同様のものですから、これらの問題も煎じ詰めると食の問題に行きつきます。

この世の森羅万象、ことに人間においてはその深部に心の問題があります。人間は心の生き物といっていいほど、心に大きく左右されています。

地面に二〇センチほどの線を引いて、その上を歩くのはそれほど難しいことではありませんが、それが一〇メートルも高い所で二〇センチという幅の狭い所を歩くのは勇気のいることです。

心次第で幸福と不幸が決まってきてしまうのです。幸せだなぁと思えば幸福であり、不幸せだと思えば不幸なのです。幸せだなぁと湧き起こってくる心、不幸せだと沈む心、この心はどこから発生しているのでしょう。

遺産相続の問題が起こってくるということは、遺産を巡っての引っ張り合いがあるということです。なぜ親の遺した財産を手放すことができないのか。兄弟よりも自分の方がたくさんほしい、という心はどこから生まれてきてしまうのでしょうか？

この心の元はどこにあるのかと考えてみると、それがさっぱりわからない。体のどこかにあるのでしょうが、どこにあるのかだれも見たことがない。

見えるものでないから、科学の発達した今ではだれもが本当の目を失い、盲目になってしまって、心というものが一体全体なんなのか、わけのわからないものになってしまっているのです。しかし、人間の心と体を丹念にみていくと、心は食とつながっているとわかるのです。食を通して宇宙とつながっているといった方がよいでしょうか。

宇宙からは絶え間なく陰陽様々なエネルギーがこの地球上に降り注いでいます。このエネルギーは呼吸を通して、食を通して私たちの心と体になっていきます。

呼吸と食は私たちの生活の中心です。この生活が正しければ、心には幸せという結果が与えられ、生活が間違っていれば不幸せを与えられて、生活の問題に警鐘を鳴らしてくれるのです。ありがたいことです。

人間社会には強迫性障害（強迫神経症）なる心の病があります。ひとつのことに異常に執着して頭から離れず、強迫的にとらわれ、そのストレスから異常行動に至ってしまう病です。

マクロビオティックを実践する人の中にも、時に少食強迫症（私が名付けたのですが）が現れることがあります。かく言う私もそんな時期を大いに経験しました。「これ以上食べたら睡眠時間が伸びてしまうな」とか。食べすぎは貪り、と考え、食べ物をありがたく味わうことを忘れていたこともありました。食材を作ってくれた人、料理を作ってくれた人にも申し訳ないことでした。

子育て中のお母さんが少食強迫症になってしまうと大変です。子どもはパクパクモリモリ食べるものですから、それを見ているお母さんは気が動転して、「そんなに食べたらパンパンのお腹が破裂でもしたらどうしよう」、「そんなに食べたらお腹が破裂しちゃうよ」と、真顔で子どもに言い寄ったりしてしまいます。それでご飯のおかわりも、少食の意識が頭にありますから、なるべく少ない量を盛ってしまいます。

そういった気持ちと行動が続いていくと、子どもは違和感がつのり、本来、心も体も和《なご》むべき食事の時間が、緊張感に満たされて、結局その緊張感を緩める必要から、必要以上の量を食べてしまうのです。

ちょっと食べ過ぎただけで過食じゃないかと、頭で壁を作っているのです。その壁で胃も腸も萎縮してしまう。小腸の絨毛も萎縮して、栄養吸収や腸での造血がうまくいかなくなります。少食の脅迫観念が腸に対して悪影響を及ぼしていることがあるのです。時にはどれだけ食べられるのか、試してみるといいのです。少食も過食を経験してみないと、なかなかわからないのです。陰陽両方の見方をして、頭で壁を作らないことです。

気持ちがリラックスすれば、小腸の絨毛も伸びて、結果的に消化吸収がよくなって、食べ過ぎにはなりません。過食は頭が作っている場合も多いのです。私たちは、私たちに湧き起こる様々な欲求をもっと信用する必要があります。

マクロビオティックの陰陽の考え方でも同じことがいえます。あまりに陰陽にとらわれすぎると、私たちの感性を鈍らすことも少なくありません。自分の体質は陽性だと考え、陰性なものばかり食べるというのは考えものです。逆もまた同じです。思想家の吉本隆明は「知識は殺してこそ生きる」と言いましたが、陰陽もまた同じです。陰陽の知識を手放すこともまた、感性としての陰陽を身につけるのにとても大事なことではないでしょうか。

五つの口から入ってくる情報に惑わされ

私も食欲と性欲はなんて制御しがたい大変な魔物なのかと感じていたときがありました。しかし、いろいろな経験をさせてもらっていると、人間に湧き起こる食欲も性欲もなんて神聖なものだろうかと今は思うのです。

特に子どもの食欲は完全に正しいものです。一寸の狂いなくまったく間違いがありません。もちろん食べ過ぎによって下したり吐いたりすることもあるでしょう。そういったことも含めてまったく正しいものなのです。子どもは本来、必要量以上の食物を食べることはありません。犬や猫、馬や牛、自然界の生物もまた、子どもと同じように必要量以上の食べ物を食べることはありません。

吾《われ》はその文字どおり、五つの口（口・目・耳・鼻・皮膚）を通じて環境とつながっています。現代では、この五つの口から入ってくる情報によって惑わされ、私たちの本能は曇りを生じています。

もしも、五つの口が触れ合う環境がまったくの自然なものであったならば、本能の曇りはないでしょう。人間社会において頭から入ってくる情報、目から耳から鼻から入ってくる情報、そして口から入ってくる食物という情報は、なんと偽りの多いことでしょうか。そんな様々な情報に接していながら曇りのない本能を発揮させることは至難の業です。しかしこれは、人間が正しい判断力を養ううえで避けて通れない道、と考えることもできるのです。

桜沢先生は本能の曇りを拭い去るのがマクロビオティックだと言いました。偽りの情報の多い現代は、人間の判断力や直観力を身につけるのには絶好の機会と捉えることもできます。ただし人間は本能だけで生きる生物ではありません。本能と理性を融合し昇華した判断力で生きる地球唯一の生物です。必要以上に食べてしまう食行動、肉や卵や乳製品を好んで食べてしまう食行動、その中にさえ正しい欲求が隠されています。

陰は陽を求め、陽は陰を求めます。必要以上に食べてしまう食行動をよく観察するのです。陰性な食物を欲しているのか、陽性な食物を欲しているのか、または陰陽両方、どんなものでも詰め込むように食べているのか。陰陽の食物、どちらかに偏りがあるようであれば、体質体調の偏りを調整しようとする食欲でしょう。一方で、陰陽に関係なく、どんなものでもパクパク食べてしまう異常食欲は、本能そのものを調整する反応といえます。

脳の視床下部にある食欲中枢には満腹中枢と摂食中枢があります。満腹中枢は満腹時に活性化し、摂食中枢は空腹時に活性化します。そして、食欲中枢と性欲中枢は視床下部内で隣り合っています。おもしろいことに、女性は満腹中枢と性欲中枢が重なり合っており、男性は摂食中枢と性欲中枢が隣り合っています。陰陽で見れば、満腹を促す満腹中枢は陰性の働きがあり、食欲を促す摂食中枢は陽性な働きがあるとわかります。食欲は陽性で強くなり、陰性で弱くなるのです。

本来、女性は陰性の働きが強く、男性は陽性の働きが強いということが脳の構造からも理解できます。過食症や拒食症の摂食障害は圧倒的に女性に多いのですが、脳の働きからみると、性欲中枢との関係を鑑みる必要が大いにあります。

性欲中枢は男女のセックスばかりを支配するものではありません。人間関係や自然との関係、着る物、住居など身の回りのすべての関係の元締めが性欲中枢といってもよいでしょう。親子関係においても性欲中枢に元締めがあります。異常食欲を改善しようとして、食改善だけで治らないことが多々あるのは、このことによるのです。

「人間」という言葉は人と人との関係性を表します。異常食欲は、人間としての何らかの問題点を食欲を通して改善しようとする働きなのかもしれません。食欲だけではありません。人間の発するあらゆる欲求は、人間を人間足らしめる働きに違いないのです。様々な欲求を否定せず、欲求の大元はどこにあるのかを探求することが大切です。

「思考に気をつけなさい、それはいつか言葉になるから。言葉に気をつけなさい、それはいつか行動になるから。行動に気をつけなさい、それはいつか習慣になるから。習慣に気をつけなさい、それはいつか性格になるから。性格に気をつけなさい、それはいつか運命になるから。」

マザーテレサが言ったといわれますが、ブッダも、老子も、似たようなことを言っています。つまり、思考が行動になり、運命にもなっていくということを簡潔明瞭に言っているわけです。

思考次第で運命が左右されるわけですから、運命は自分自身の中にあるのです。宿命に対して、運命は自分自身で運用、運転できるものです。しかし、この思考さえ、自分自身でコントロール不能なことがあります。物事を楽観的に考えたくてもどうしても悲観的に考えてしまう、という悩みをもつ人は少なくありません。両親からの思考の癖が染みついて、なかなか拭い去ることが難しい、という人もいます。

体だけでなく心の大半が両親や先祖からの影響が強いものですから、数年できれいさっぱり過去の習慣と思考を変えることはできないのもよくわかります。しかし、一歩一歩着実に心と体は変化していきます。日頃、「思考に気をつけて」いれば、昨日より今日、今日より明日、ほんの少し運命の扉が開いていているはずです。この運命の扉を大きく開かせるものが、思考の「大元」になっている食にあると私は感じています。ですから私は、「食に気をつけなさい、それはいつか思考になるから」と言いたいのです。

食によって体が変わったならば、自然と思考も潔いものとなります。複雑怪奇な思考でなく、シンプルでスマートな思考となって、多くの人を癒す言葉と行動となると思うのです。そんな人生を生きたいと思考（指向）していれば、必ずそんな人生になっていきます。私たちが抱える異常な欲求は、運命をよりよいものにしたい、という声なき声でもあると私は考えています。運命を開いていくその方法がわからずに、もがき苦しんでいる姿が異常な欲求といってもいいかもしれません。自然な食はスマートな思考をするためのもっとも大事な習慣です。

なぜ過食症は女性に多い？

現代のゆがんだ社会の一症状として現れているのが、若い世代の女性によくみられる過食症と、その反動としての拒食症です。

人間を含めて動物は本来、食べ過ぎるということはありません。自然な生き方をしている限り、動物は食べ過ぎることはないのです。日の出とともに小鳥のさえずりで目を覚まし、日の入り後、そう遅くない時間に眠りにつく。自ら動いて食物を得て、自ら調理してはじめて食事になる。自分たちが生きる生活圏で食料を得ていた太古の昔は、それが当然なことでしたから、身土不二などという言葉（概念）もありません。

電気やガス、自動車、電車、飛行機、パソコン、スマホなど文明の利器とは無縁な生活をしていたならば、過食になることはありえないでしょう。とはいえ、今の世では、完全な自然生活を普及させるのは難しいものです。しかし、縄文の精神を尊重した生き方はできます。文明の利器と適度な距離を置いた生活が現代生活の自然性を重視した生き方でしょう。

過食症もまた、他の病気と同じように、人間の自然性の喪失を警鐘しているのです。白砂糖や人工甘味料、精製塩、脂肪、この三つが抱き合わさった食品は、食欲強化食品といって、食べだしたら止まらない性質があります。

テレビのコマーシャルで「やめられない、とまらない」という、スナック菓子の宣伝がありましたが、あの食品も人工的な糖分、塩分、脂肪分が抱き合った食品です。自然性を喪失した食品は、どれだけ食べても満足しないという性質をもっています。これは、自然からかけ離れた生活では、人間本来の欲求を満たすことができないということを物語っています。脳の食欲中枢には、摂食中枢と満腹中枢があります。摂食中枢が刺激されると食欲が促進され、満腹中枢が刺激されると食欲が落ち着きます。

先に述べたように、女性はこの満腹中枢がある場所に性欲中枢もあるといいます。性的に満たされていると、食欲も落ち着いている、ということが女性では多々あるといわれます。一方、男性は摂食中枢と性欲中枢が同じ場所にあるため、適度な飢餓感がないと正常な性欲が湧いてきません。では、過食症、拒食症などの摂食障害が、圧倒的に女性に多いのはなぜでしょうか。私も摂食障害の食養相談は女性しか受けたことがありません。

性の脳と食の脳が密接に関係しているのですが、摂食障害の女性たちが皆、性的に問題をもっているかというと、そうではありません。むしろ、異性との問題よりも、親子関係の問題に端を発していることの方が多いと感じています。人間の根源的な欲求は、食欲、性欲、睡眠欲、排泄欲の四つです。これらの欲求が正常に働かなければ生物は生きていくことができません。

性欲は、異性への性的欲求だけでなく、人間関係を充実させたいという、別名「群れる欲」につながっています。友人関係や親子関係に満足しすぎていると、異性への興味が低いことが多々あるのは、性欲中枢が「群れる欲」の中枢であるからです。逆に、親子関係で過度なストレスがあると、異常性欲を発症したり、性欲中枢を満腹中枢からのみ刺激しようとして過食症になったりするのです。一万人近い人の食養指導をしていて気づいたことのひとつです。

人間の根源的な脳を発達させるのは、胎児期、幼少期、少年期の食と生活です。思春期頃までの食と生活が、生涯にわたって生物としての根源的な欲求（食欲や性欲など）に深く関わっています。身土不二・一物全体を重んじるマクロビオティックの自然な食と生活で育まれた土台の上には過度な貪りの欲求は出にくいのです。

過食症の人は多くの場合、一人でいる夜に過食をしてしまうことが多いといいます。

夜になって暗くなると副交感神経が働いてきます。暗くならないと副交感神経は働いてこないのです。食べることは、副交感神経を刺激して働かせるもっとも簡単な方法です。ですから、夜になっても明かりをこうこうと照らして昼間のような生活をしていては、交感神経が静まらず、副交感神経が活性化してこないので、過食という行為で無理矢理に副交感神経を刺激しているのです。夜になったら夜らしく、電気を過度に使わずに、早く寝ることです。過度な人工光を使用していてはなかなか過食症は治らないのです。

肉食もまた、交感神経を過度に刺激し、本来夜になったら静まる交感神経を夜中でも動かし続けます。過食症に内在しているのは、過度な肉食を続けてきた結果であると、多くの食養指導を通して感じています。自分自身がそれほど過剰な肉食をしてこなくても、両親や祖父母に肉食の傾向が強ければ、世代を越えてその影響が出ていることも少なくありません。

そして、過食が起こるのは夜、部屋で一人でテレビを見ているときというのが非常に多いのです。一人暮らしというのも不自然な生活の代表です。自然界では一人暮らしは生命の危機を意味しています。洋の東西を問わず人間は集団で生活してきました。生命の歴史上、一人暮らしは画期的な出来事で、人間の脳はまだその生活様態に追いついていません。

マクロビオティックは世界各地の伝統的な生活法が基本にあります。日本であれば日本の伝統的な生活を大事にすることです。椅子の生活よりも正坐や胡坐の生活の方が、血流が良くなって、高血圧や静脈瘤、脳梗塞や認知症など、高齢になると発症しやすい疾病の大半を防ぐことができます。畳の上で静かに正坐をしていたら、過食の欲求は湧いてこないものです。現代の生活は、伝統的な生活が人間の心と体を育むものであったということを教えてくれています。現代の生活を体験しなければ、伝統生活のよさを気づけなかったという点を考えると、とても有り難いことです。食もまた同じです。間違った食を体験してはじめて、本来の食の有り難さを感じることができます。病を得て、健康の有り難さを知ります。過食症もまた、本来の食欲を知るのに欠かせないものであったのかもしれません。

人間本来の生き方は、過食や拒食にならず、現代のような多くの病気を発症させません。過食を含め現代の病は、本来の生活に戻るようにと、私たちに警鐘を鳴らしています。

アーミッシュから学ぶ

遺伝子が正常な働きを保つような生活を今も実践している人々がいます。その人々はアーミッシュといい、全米の各州でコミュニティを作って生活しています。アーミッシュは一八世紀前半、宗教的な迫害を逃れてヨーロッパからアメリカに移り住んだ人たちを起源としています。

アーミッシュは電気や車、電話などの文明の利器を使わず、同じ身なりをし、農業中心で自給自足の生活をしています。相互扶助の精神をもち、皆で助け合って生きています。

二〇世紀初頭には五千人程だったアーミッシュは、一九九五年には一二万人以上になり、二〇〇〇年になると一六万人を超え、二〇〇八年の調査では二二万五〇〇〇人と右肩上がりに増加してい

ます。（堤純子著『アーミッシュ』より）

私がこの人たちのことを知ったのは二〇〇六年、アメリカでの事件がきっかけでした。あるアーミッシュスクールで子どもたちを狙った銃殺事件が起こりました。この事件は子どもを狙ったという残酷さ以上に人々を驚かせたことがあります。犠牲になった少女の中で最年長の子が、犯人が人質を殺害するつもりであることを悟って、他の子どもたちを守るために「私を撃って」と申し出て銃殺されたのです（五人の少女が死亡し、犯人もその場で自殺）。さらに驚くことは、その日のうちに犠牲者の教区の人々が次々に犯人の自宅を訪れて、犯人の妻とその両親にお悔やみを言い、赦しを行ったのです。

私はこの事件を日本の新聞で知った後、堤純子氏の本を読み、アメリカにも自然の巡りに即して身土不二、自他一体（一物全体）を目指す人々がいることに心底驚きました。アーミッシュの生活は日本の古きよき生活と相似しており、マクロビオティックの考えにつながるものがあると思ったのです。

アーミッシュが電気やガスの使用、電話の個人所有、車の所有や運転などを禁じていることは、これらが後の世代に悪影響を及ぼすだけでなく、ひいてはアーミッシュ全体の衰退につながりかねないと考えているからです。

アメリカ社会に電気が普及し始めた二〇世紀初頭、あるアーミッシュの指導者が「電気そのものが悪いわけではない。電気の使用が多くの誘惑につながり、ひいてはアーミッシュ家庭の、そしてアーミッシュ全体の破滅につながると考えられるから禁じているのだ」と発言しましたが、この考え方は今でもアーミッシュの意識の根幹を成しているようです。

食欲の異常である過食症あるいは拒食症は、電気に依存した生活から脱却することにより大きく改善するといわれます。夜遅く起きていればいるほど、正確には夜遅くまで起きていられればいられるほど、過食行動に拍車がかかります。自律神経の関係で、本来は夜になると心身をリラックスさせる副交感神経が働くのですが、電気による照明を遅くまで浴びれば浴びるほど副交感神経は働かず、心身共に休まりません。逆に昼間優位に働く交感神経が夜まで続きます。

太陽が出ている間はやる気を促す交感神経の働きが夜まで続くと、緊張と興奮に変化するのです。人はその緊張感を緩めようと様々なものに手を出します。交感神経を鎮め、からだを緩める副交感神経が優位にならなければ、人は眠ることができません。過食行動も、副交感神経を無理矢理に発動させるための一つなのです。

文明社会と称する私たちの社会生活をつぶさにみれば、電気による交感神経優位状態を無理やりに副交感神経優位にもってゆくものは、容易に想像できます。テレビを見ながら食事をしているとついつい食べ過ぎてしまうというのも、自律神経の陰陽からみると当然のことです。

アーミッシュの人々は、科学や陰陽という見方に頼らずとも先人の叡智を大事に受け継ぎ、それを後世まで残そうと本物の生き方を仲間とともに実践していることに驚嘆せざるをえません。超便利な日本社会でアーミッシュの暮らしをすることは無理がありますが、せめて早寝早起きの習慣をつけることは自律神経を調えるために大切なことです。

私の道場（マクロビオティック和道）で行う食養合宿（半断食からスタートする合宿）に参加された方が喜ばれるのは、生活習慣が調うことで決まった時間に食事や睡眠がとれるようになったということです。腸には様々な働きがありますが、その一つは、腸内に集まる神経細胞が私たちの心と体の安定に大きな役割を果たしていることです。その国の伝統的な生活や決まった時間の食事と睡眠は、腸を喜ばせる最も大事な生活習慣なのです。

顕在と潜在の間に壁のない超意識

ある日のこと、夜にパッと目覚めました。おもしろい夢を見ていたのです。

夢の中で薄く切った沢庵と厚く切った沢庵を食べ比べているのです。夢の中で味を感じるのは初めての体験で、それでパッと目が覚めたのでしょうか。目が覚めてからは、布団の中でいろいろと想いを巡らせていました。

同じ食べ物であっても、一口で味わう大きさや量が違うと、味覚の感じ方は全然違います。食べ方でもそうです。トマトは丸かじりで食べるのと、切って食べるのとでは、全然味が違うのです。丸かじりで食べたときのおいしさは何ともいえません。トマトの味が舌いっぱいに染み込んできます。小口に切ったトマトでは味わえません。スイカでもそうです。小口に切ったスイカの味気ないこと。スイカはトマトのように丸かじりはできませんが、大きく切ってほおばって食べた方がおいしいですよね。

ところが、沢庵は、三センチも四センチも厚いものだと、口の中はしょっぱくて大変です。沢庵の塩梅や好みにもよりますが、沢庵は薄く切ったものがおいしいものです。しっかり塩気が効いた厚く切った沢庵は、想像しただけでも口の中がしょっぱくなってきます。

沢庵はトマトやスイカに比べると陽性です。ある程度陰性なものはガブリと大口で食べた方がおいしいですが、陽性な沢庵や梅干は一口でそんなにたくさん食べられません。

陰性のものでも、もっと強い陰性、例えば冷たいアイスクリームになると、これもそんなに口いっぱいに含んで食べられません。冷えて血行が悪くなって額が痛くなってしまいます。陰性も陽性も、強くなればなるほど、たくさん食べられなくなりますが、中庸なものはそれなりに食べられます。

人間にとって食物における中庸は穀物です。人間の遺伝子と穀物の遺伝子が似通っていることからも、人間が穀物を主食として生きてきたことの証です。主食である穀物を主たる食とし、満足できる体であれば、その人の体はゆがみのないものといえるでしょう。主食よりも副食を好む体であったなら、何か陰陽の偏りがあります。

欲求というものは中庸へ導いてくれるありがたいものですから、欲求そのものを否定したり隠しているのでは本質的な解決になりません。食においては特に欲求が、その人の体質や体調の陰陽、心理的な陰陽をよく表しています。欲求は中庸へ導いてくれるありがたいものですから決して否定してはいけません。

味覚において陰性を求めるのは、心身のどこかに陰性さを必要としているのです。陽性な食物を求めるのも同じです。

私たちの心と体は分離することはできませんから、心が満たされたら味覚的不満も解消されることは多々あります。または運動によって体が活性化してきてその人の陰陽の度合いが変わってくれば、自ずと味覚における陰陽も変化してきます。食と体、心は三位一体でつながっているのです。この三つのつながりを考えても、穀物をいただいて満たされる心身は調和的で、生命力旺盛な心身といえます。

肉を食べてスタミナがついたと感じるのは、動物食が興奮する神経を司る交感神経を刺激したにすぎません。肉食をすべて否定するわけではありませんが、動物食が過ぎれば人の欲求は激しいものになるし、その反作用も過激なものになります。世界の紛争地域は身土不二を無視した動物食の多いところばかりですから、人の欲求が食に左右されていると思わずにおれません。

主食を穀物とした食養では、無理な欲求がないのです。思い描いたことすべてが実現するようになるのも穀菜食をベースとする食生活からです。実現しないことは決して頭に浮かんできません。頭に浮かんできたことすべてが実現します。頭に浮かんで、その浮かんだことを、これでもか、これでもかと実行するのです。頭に浮かんだことがお腹の下まで降りてきたら、すでにもう実現されています。頭に浮かんできただけではダメなのです。浮かんできたことを思い続けて、コツコツと実践していれば、どんなことでも実現します。一〇〇%実現します。

私たちには潜在意識なるものがあるようですが、潜在意識は、顕在意識との間に壁があるからこそ潜在意識なのです。間に壁がなければ、顕在も潜在もないのです。顕在と潜在の壁のない意識は、もっと深いところ、広いところへとつながっています。それが超意識といわれる、意識を超えたものです。しかし、これも超える壁があっての超意識だから、そこにも壁がなければ超意識もないことになります。

そうすると私たちの意識というものは、自分で壁を作って顕在意識の中で生きているのです。壁を取っぱらってしまったら、自分も他人も、自然も人工も、すべてつながった意識であり、意志であるのです。宇宙や大自然の意識や意志が、自分の意識や意志になるのです。これを体感する方法は、なんと日々の生活の中にすべて隠されています。神さまが意地悪して隠しているわけではないのですが、現代的な生活にどっぷりつかっていると、隠されているかのように錯覚してしまうのです。この壁を取り去る方法が、自分の体に合った断食なのです。

生命力を高める、タマゲタお話

世界をぐるりと見渡すと、先進国といわれる国ほど子どもが少ないことがわかります。女性の社会進出と晩婚化など社会的要因も大きな誘因となっていますが、そのベースに食物と生活が原因としてあると思います。

その第一が飽食です。文明が進むと同時に、砂糖や人工甘味料、肉や卵、乳製品などの摂取量が急激に増えていきました。これらの食物はエンプティーカロリー（中身のないカロリー）といわれ、食べても満足感がなく、いたずらに摂取カロリーを増やしたわけです。飽食で蝕まれた体は、胃腸や肝臓、すい臓などの消化器に負担をかけるだけでなく、生殖器にも大きな負荷がかかり、子宮筋腫や卵巣嚢腫《らんそうのうしゅ》、子宮内膜症や卵管狭窄《きょうさく》など婦人科の病気を多発させています。

男性にも大きな影響がありました。精子数の減少や精子の形態異常と活動の低下などが顕著になってきたのは二〇世紀後半からです。エンプティーカロリーの生みの親は、動植物に与えられる成長ホルモンや抗生物質、化学農薬などです。これらの異物が体内で異物化し、それらの排泄反応が、ガンをはじめとする文明病です。

食だけではありません。便利すぎる社会は、生命の危機感がなくなり生命力そのものを喪失させました。人類は長い歴史において、危機感と隣り合わせの生活の中で感性をみがき、生命力を高めてきたのです。

火の使用が人間の脳を飛躍的に向上させました。火の扱いは危険です。危険であるからこそ、人間は考え、工夫し、脳を発達させたのです。人間から火を奪ったら、人間は人間でなくなります。今はそれが電気・電力です。先進国が抱える少子化問題は、食と生活の在り方の間違いを警告しているのです。

自然農法を実践する北海道の友人の家では老羊を雄雌一頭ずつ飼っていました。この老羊はすでに子どもを産まなくなって数年たっていましたが、ある年の初夏、友人は羊の毛刈りのワークショップを開きました。子どもから大人まで多くの人が集まってこの老羊の毛を刈っていたといいます。初心者がオスの毛を刈っているときでした。生殖器の周りは糞尿で毛と肌の境がわかりにくくなっていたため、その初心者が間違ってオスの睾丸を切ってしまったのです。「たま消る」というコトバは、まさかこれから来ているのでしょうか？　幸いにも、傷だけですみ、タマは消えることなく無事でした。翌年の春、驚いたことにこの老羊の夫婦から子どもが生まれたのです。これこそ本当にタマゲタ！　と友人は笑っていました。

この話を聞いて、私は生命の危機感こそが生命力を高めると確信しました。不妊の男女が断食や半断食を通して子どもを授かることはめずらしくありません。食を断つことは生命の危機の最たるものです。この危機感を体験することは人生においてとても大事なことです。まして、病気や不妊など、心身の問題を抱えている人は、この危機感によって眠っている遺伝子を呼び覚ますことは、改善への大きな一歩となるのです。

近年、ＡＩ（人工知能）の活用が増えてきました。ＡＩが既婚者と未婚者の一六万人を調査したデータを解析した結果、興味深い事実がわかったのです。既婚男性から「病気」「事故」「不健康」というキーワードが浮かび上がってきたといいます。一方、未婚の男性からはこれらのキーワードはみられなかったというのです。

ＡＩはさらに解析します。既婚男性にあった「病気」「事故」「不健康」というのは、自分自身のことでなく、家族や友人、知人に病気や事故に遭遇している人がいると、結婚する確率が上がるというのです。二〇一一年の東日本大震災でも、被災地では結婚する人たちが増えたといいます。特に男性は、危機感に遭遇すると生命力が高まるようになっているのです。

私たちはもっと自然に生きることを重要視しなくてはなりません。冷暖房完備の生活で暑くなく、寒くなく、一年中同じような生活ができるのは、一見すると快適です。しかし、私たちの生命力はこれでは低下するばかりです。どこに行くのも車や電車、飛行機と便利になりましたが、体力は落ちるばかりで、次に命をつなぐ本当の生命力は風前の灯です。

超少子化は日本の深刻な問題ですが、この問題の解決には、お金は一切かかりません。青年男女が断食をすれば、否が応でも生命力は高まります。一八歳になった青年男女に断食研修をすすめれば、生命力は必ず高まるでしょう。できたら定期的な断食を実践すれば、結婚率は上がり、出生率も回復してくると思うのです。

そして、未来のベースとなる食生活にマクロビオティックがあるのが自然です。

女性と男性の不妊症について

不妊症の相談者をみていると、体の陰陽の偏りが大きいのに気づきます。陰性に偏っても妊娠しづらく、陽性に偏っても妊娠しづらいのです。中庸な体は妊娠しやすく、出産も無事にすみます。中庸な人は産後の肥立ちもとても順調です。

卵巣嚢腫や子宮筋腫にも陰陽がありますが、総じてみると陽性の場合が多いのです。チーズやバターなどの乳製品、鶏卵や魚卵、ハムやソーセージなどの加工肉も婦人科系の病気と大きな関係があると私はみています。砂糖や人工甘味料は体の中の熱を奪うので、子宮や卵巣を冷やし、筋腫やポリープ、嚢腫ができる下地を作るのです。多くの動物のメスは体の中心に生殖器があります。体の中心にあるということは、冷やしてはいけない、温かい状態を維持しなくてはいけないということです。

旬を外れた果物も、子宮や卵巣を冷やすので気をつけなくてはいけません。卵巣嚢腫や子宮筋腫は、身体を冷やさず、過去に作られた動物性由来の細胞を分解解毒する必要があります。大根湯、干し椎茸スープや干し舞茸スープ、野菜スープや香辛料スープをお茶代わりに飲むのはよいでしょう。陽性な筋腫や嚢腫であれば、これらのスープを飲むと体温が上がって代謝がよくなります。しかし陰性な病気であれば、これらのスープを「おいしい」と感じず、むしろ体を冷やしてしまいます。味覚で体の陰陽がわかるのです。

その他の手当て法では大根干葉湯の腰湯や半身浴をするのもよいことです。血液の力の弱い人は、生殖器に集中的に血液を集める必要から腰湯をすすめますが、そこまでではない人は半身浴でよいでしょう。腰湯と半身浴、両方やってみて「心地よい」方を選べばよいです。

また、大根干葉湯に塩を入れるか入れないかも、両方試してみることです。体に合っている方が「心地よく」、身体がポカポカと温まってきます。塩を入れて温まる人と、塩なしでないと温まらない人がいるのですから、婦人科の病気にも陰陽があるということです。

大根干葉湯の他に、生姜湯を試すのもよいです。生姜湯も腰湯と半身浴のどちらが合っているか、また、生の生姜と乾燥の粉末生姜を試し比べるのもよいです。体の「心地よい」感覚の有無または強弱で自分に合った手当て法を探すことが肝要です。下腹部に直接、生姜シップや里芋パスター、ビワ葉温灸をするのもとてもよいでしょう。

以前は、男性が原因の不妊は少ないといわれていましたが、私の所に来られる不妊の方の半数近くは、男性に原因があるのではないかと私はみています。精子数の減少、精子の形態異常や不活動は、食物や生活日用品からの石油化学物質や環境ホルモンが大きな影響を与えているのではないかといわれています。ホルモン漬け、抗生物質漬け、防腐剤漬けになっている食物は絶対に食べないことです。化学合成洗剤も不妊との関わりが強いので、避けるのが賢明です。

男性不妊は特に、電磁波の影響も大きいと感じています。電磁波からはなるべく離れて生活することがとても大切です。早寝早起きの生活を基本として、体をよく動かし、穀物を中心とした食生活を行っていくことが大切です。男性は特に、生命の危機感に積極的に取り組んでいくことです。

断食は生殖能力を高めるのにとても大きな働きをします。私の道場の断食合宿には不妊症のカップルも多く参加されますが、驚くことに、ほとんどのカップルが自然に子どもを授かっています。子宮筋腫や卵巣嚢腫、卵管につまりのある人も、病気が軽減して、子宝に恵まれているのです。精子がほとんどなかった人が、断食を時に実践し、日々の食生活に食養を取り入れ、精子が増えて子どもができた人もいます。

さらに、体を動かし運動不足を解消することも生殖能力を高めます。男性不妊は女性不妊と比べて陰性のことが多いのです。草食系男子といわれるけれど、草食動物は子だくさんですから、今の男子は「添加物系男子」といった方が的を射ているでしょう。

とにかく、身体にたまった石油化学物質や添加物を排毒排泄することが、男性不妊克服への第一歩です。新しいいのちは、男女のきれいな血潮から生まれたいのです。

すべての命は、陰陽の波の中で生きている

「禍福はあざなえる縄の如し」とか、「人間万事塞翁が馬」という諺があるように、人間にふりかかってくる出来事は、何が幸で何が不幸か、視野を広げて大きく見ないとわかるものではありません。人の一代での幸不幸ではあまりに小さいものです。次の世代、その次の世代に幸を残すことが大幸《たいこう》というものでしょう。

過剰な動物食は極陽性食ですから、どうしても視野が狭く短くなり、世代を超えた大きな視点が欠落してしまいます。マクロビオティックが穀菜食をベースにしているのは、大きな視野をもつにはどうしても植物食主体でないと無理だからです。私たちは陰陽を学びにこの世に生まれてきたと、歴史をみても、現在の社会状況をみても、そう思わずにいられません。

陰陽は、マイナスとプラス、影と光、冷たさと温かさ、大小、左右、上下、女男など、相反する要素をもちながら、お互いに補い合っています。陰陽は相対的であり相補的でもありますから、これまた陰陽なのです。絶対的な陰も絶対的な陽もありません。あらゆるものが陰陽両方を孕んでいます。その中で陽の要素がより多いものを陽とし、陰の要素がより多いものを陰としています。

この世のすべての命は、陰陽の波の中に生きています。生きよう生きようと、あらゆる命が意欲をもって生きています。人の一生もまた、生まれて、喜怒哀楽さまざまな学びを得て、死んでいき

ます。人生そのものが陰陽の波の中にあります。生老病死とは人生の陰陽をいったものです。人と人が関わり、形作る社会も、経済も陰陽、天変地異のある天候気候もまた陰陽の波の中にあります。人間の精神はこの陰陽を感じるべくして生まれたといってもいいでしょう。

心（こころ）はコロコロ変わるから「こころ」ともいえるし、ころころ変わらないものでもあるから「こころ」とも言います。生命誕生の瞬間、命のともし火が消える瞬間、生死の際には否が応でも命を直視します。太陽は高く昇ると直視できませんが、朝日や夕日は直視できます。命もまた生死の際にこそ、直視できるものがあるのです。私はそれこそが精神（こころ）ではないかと思うのです。

人間は死に直面した時、本性がまざまざと表出してきます。身近な命の誕生でもそうです。生死の際には命そのものが露出されるのです。死体を前にしたとき、人は自然と手を合わせます。陰陽がひとつになった形です。柔道の一本も陰陽が合わさった型を言うのであって、勝負が決したことを意味するのではないのです。

ご縁あって食養指導をさせていただいていますが、人の死に立ち会うことが幾たびもありました。立つ鳥跡を濁さずといいますが、大往生の死に際はまさにそれです。とはいえ仕事柄、大往生よりも病気で最期を迎える人の死に際に接することの方が圧倒的に多いのですが、亡くなる方の食養の実践が長い期間であればあるほど死が潔いものです。

ガンの方が亡くなる時、そのガンに勢いがある場合は、乳ガンや卵巣ガン、膀胱ガンなど、胃腸などの消化器と離れていても、胃腸にガンが転移しているのでしょうか、最期の最後に口からガンのような塊を吐いて亡くなる場合が少なくないのです。

ある卵巣ガンの女性の死に立ち会った時です。全身にガンが転移し、体力が極端に低下してきていました。幸いに、痛みはそれほど強くなく、慢性疼痛はあるものの、意識を保つことができるほどでした。食養の手当てである生姜シップを、旦那さんを中心に家族で施していました。私も往診したときに時々、生姜シップを手伝ったりもしていました。生姜シップで体が温まると、痛みが軽減され、その晩の眠りが深くなり、女性にとっては毎日の生姜シップが至福の時だったのです。

食養でガンを克服した人も少なくありませんが、進行ガンにおいては残念ながら克服できずに亡くなる人も少なくないのが現実です。病状が進んだガンの人でも、マクロビオティックに取り組むことで、病院側から言われていたよりも長く生きる場合がほとんどですが、完全に治癒して克服に至る人は少ないのが現実です。それでも私は一人でも多くのガンの方が完全回復できるよう食養指導と断食指導に取り組んでいます。

卵巣ガンの女性の体力がもう持たなくなってきたときです。旦那さんから電話があり、もうそろそろ体力の限界かもしれないというのです。私はすぐに彼女のもとに駆け付けました。彼女は吐き気が強く、口からしきりに吐いているのです。嘔吐物は何とも言えない臭いがしています。黄緑色をした粘性のある塊を吐いているのです。

人は死が近づくと食欲が低下してきます。彼女も数日はまともに食べていなかったのですから、黄緑色の塊は、何らかの腫瘍であったろうと思うのです。一つや二つではないのです。結構な数の塊を吐いていたのです。吐くたびに彼女は楽になっていくようだったのですが、生命力も消えていくようでした。

その間、私と旦那さんは生姜シップをしようと試みたのですが、彼女は生姜シップのタオルの重みに耐えきれず、数分したところで「もういい」と言って、私たちは彼女の手足や背中をさすってあげていました。旦那さんはかかりつけ医にも連絡し、ドクターが到着して間もなく、彼女は息を引き取ったのです。

彼女が息を引き取るとき、旦那さんと私のほかに、かかりつけ医、中学生になる一人息子さん、彼女の母親も一緒でした。約一年、家族全員で食養を通して彼女を看病してきたのです。

手当てや食養生では生に向き合い、回復を目指していますが、命の限界を感じた時には、心のどこかで本人も家族も無意識的に死に向きあっているように感じます。それでもこのご家族は食養と手当てを最期の最後まで続けたのです。ご家族の中には最後まで看病しとおしたという感があったと思うのです。

死はもちろん悲しいものです。それでも生と死に向き合うと、残された人はものすごい生命力を授かるような感じがするのです。立つ鳥跡を濁さずの死に方が理想ではありますが、どんな死からも、人はあの世にきれいな身で逝きたいのだと、食養指導を通して気づかされるのです。

心安らかな平和で中庸の世界

自然と調和した食をいただいていると、肉体は健康になり、心は調和的になってきます。すべての人を好きになって、人のよいところがたくさん見えてきます。人の問題点ばかり見える人というのは、血液が汚れている人ですから、むしろ反省するのは自分自身であると気づく必要があります。とはいえ、よいところと問題のあるところは両面性もありますから、よいところだけ見えて問題点が見えないというのでは、これもまた視野狭窄であるのです。

「電信柱が高いのも、郵便ポストが赤いのも、ぜんぶ私が悪いのよ」と言った噺家がいました。何か問題が起こると、悪いのはアイツだ、コイツだと批判を繰り返す人とは正反対です。問題が起きた時、すべて自分のせいだと自虐的になるのもよくありませんが、何か自分に問題があったろうと顧みることはとても大事なことです。陰陽でみれば、人のせいにばかりする人は極陽性、自虐的になりすぎる人は極陰性です。心の状態もまた、中庸でバランス感覚をもつことが健康的なのです。

笑顔は最高のお布施というのは、仏教の教えです。お布施はカネばかりではないのです。多くの望診相談をうけていると、病気が治る人と治らない人、それぞれに共通的なことがいくつかあります。そのひとつに、自然な笑顔があります。作り笑いではない自然な笑顔が出る人は病気が快癒しやすいのです。もちろん笑顔だけでなく他の要素もいくつかあります。それでも笑顔というものは、他の要素に増して意味深いものであると感じます。顔晴《がんば》るという言葉があります。とても真意のこもった言霊です。

二〇一七年の初めに、タイに断食指導に行ってきました。タイは日本よりも赤道に近いですから、寒い日本からは想像もつかない暖かな陽気に包まれていました。一月というのに昼間は三二度にもなり、カラッとはしているものの汗ばむようでした。

半断食には四〇名ものタイ人が参加されました。タイは仏教心の深い国ですが、断食はあまり一般的ではないようです。それでも、陰陽思想を実用的に食事と生活に活用した日本発祥のマクロビオティックに大きな興味と関心を抱いている人が多いことに感激しました。

断食に意識が向くということは、心と体に何らかの問題を抱えているからです。日本と同様、タイもまた、食と生活が欧米の影響を大きく受けています。近年、ガンや糖尿病も激増しているともいわれます。食と生活の変化で体質が劣化した日本の後を追っているのが、タイを含む東南アジア諸国です。しかし、単なる後追いではなく、日本と同じ轍《てつ》を踏まないように、日本から学んでいるのもまた東南アジア諸国です。その学びのひとつが日本の食養（マクロビオティック）にあります。

マクロビオティックの普及の目的の第一は心身の健全化です。心身が健康にならなくて平和は訪れません。マクロビオティックの実践が自分一人で留まっていては平和は決して訪れません。健康によいことは自分ひとりだけの実践でよいなどというエゴイスティックな考えそのものが健康ではありません。

健康になったならば、ご縁ある人に健康で幸福な生活を送ってほしいという想いが自然に湧き起こってきます。自然に笑顔が溢れてきて、周りの人たちを幸せにしてくれます。健康と平和は同じことです。健康は平和につながっています。

禍福はあざなえる縄の如し、と諺にいわれますが、私たちは禍福を越えた、すべてを包み込む世界に生きています。それはつまり、陰陽を広く見渡し、陰陽にとらわれない、心安らかな平和で中庸の世界です。そんな生き方を実現するには、日々の食と生活を正すことです。

それぞれの人生という道を幸せに歩んでいくためには、やはり何といっても心身の健康が第一です。健康があらゆる幸福のベースになっています。健康でありさえすれば、お金の苦労や人間関係の苦労は必ず乗り越えられます。

心と体は一体ですから、心の悩みが尽きないのは体に何か問題があり、体の問題を心の調和力が悩みという排毒反応で表出させているのです。心身に表れる全ての反応（問題）は、どんなに辛いものであっても、基本的には正しいものです。辛いことに出くわしたとき、辛いことそのものが何らかの導きなのです。その導きに気づいて生き方を変えていくことができれば、どんな人でも必ず運命が開けてきます。

命には宿命と運命があるといわれます。真生活と言われるマクロビオティックの実践は、自分の宿命に気づき、運命を開いていくことです。

陰陽の偏りのある所に立つことはなかなか難しいですが、中心軸のある中庸であれば命を立てることができます。これを立命というのです。

第Ⅲ部 正食医学の理論と実際

第6章

望診と食養指導

手の平をずっと見つめていると、手が温かくなってきます。
その経過は人によって様々ですが、
赤みがさしてジンワリ温かくなってくるのです。
人から見つめられると顔が赤くなる人は少なくありません。
見つめられると血流がよくなるようにできているようです。
人だけでなく動植物も、見つめられると何かが活性化するようです。
私たちの体も、自分自身でしっかりと体の中を見つめれば、
活性化してくるのです。

「病気は絶対に治してはいけないよ」

広島で被爆された平賀佐和子さん（故人）という方がいます。平賀さんは一〇歳の時、広島で原爆の被害に遭っています。全身ケロイド状態になりながら、食養によって奇跡的に回復した経験を持っているのです。

その平賀さんが二〇歳ごろの時、広島に講演に来た桜沢如一に質問したといいます。

「桜沢先生、私は一〇歳の時、原爆に遭っています。原爆症は食養で治りますか？」

それに対して桜沢は「またまた、依頼心」と一言だけ、答えたというのです。

私たちは、現代の教育によって科学的思考法にすっかり慣らされてしまっています。科学的根拠のないことには抵抗を覚えることが多いのです。科学的根拠があるから実行するけれど、それがなければ実行しない、というのはケチな根性です。

この世を大きく見渡すと損も得もないことに気づきます。ケチな根性を捨てることは損得を超えることであり、損得を超えることはケチな根性を捨てることです。大きな視点、つまりマクロビオティックな視点から見ると損得を超えることはなんとも簡単なことです。ケチな根性がこびりついていて損得が頭から抜けないようであれば、損だなーと思うことを積極的にやってしまえばいいのです。損なことは結局、得に転じます。そのことに気づいて心を柔軟にすることができれば、私たちはなんと面白い世界に住んでいるのかと、感謝の念が湧いてくるのです。平賀さんは桜沢の一言で開眼したといいます。

「病気は絶対に治してはいけないよ」

桜沢は、弟子の大森英桜によくそう言っていたといいます。

食養の指導者が病気の人を手取り足取り、細かく指導して病気を治してしまっては、その人の学びと気づきを奪ってしまうことになるのです。

不安を静め、中庸に導く「他者との共感」

病は気づきです。病気の本人が自分自身にどう気づくかが問題なのです。食養指導は、病気の人の伴走者であり、同行者であることが大切だと思っています。本人の努力なしに病は完治するものではありません。

現代は様々な病気が蔓延しています。国が難病指定している病気は何百とあります。原因不明で根治療法なしという病気です。私の道場（和道）にも関節リウマチや膠原病をはじめとする難病指定の病気の方もよく来られます。難病指定の病気だけでなく、本人が治す気になり、その想いが徐々に強くなってきさえすれば、どんな難しい病気であっても絶対に治ります。

序章で書きましたが、私は仮死状態で生まれてきています。生まれてきた以上、人は誰でも「生きたい」という想いで生きています。病弱であったからこそ、病気の人と共感して伴走・同行できるのだと感じています。

自然治癒力（免疫力）を高める最も大きなもののひとつに「他者との共感」があります。同じ病気の人同士が会って話をするだけでも、そこに大きな共感が生まれて、治る力を後押ししてくれます。体の病気だけでなく、同じ心の病気や同じ不安や心配を抱えている者同士の語らいも自然治癒力を高める大きな要素になっています。

人は他者と共感することで、不安で重くなった心を軽くします。不安が静まり、心が軽やかになると、今の自分を俯瞰して見ることができます。自分自身を客観的に見つめることができると、今やらなくてはならないこと、やった方がいいこと、やれること、やる必要のないこと、心身の整理がついていきます。

世の中を見渡すと、足を引っ張り合いながら生きている人もいますが、人は本来、互いを磨き合いながら生きていくことができます。人と人が切磋琢磨しあって生きていくということは、陰陽で見ると中庸なことです。陰に偏ると妬《ねた》み嫉《そね》みが強くなり、陽に偏ると罵詈雑言《ばりぞうごん》を浴びせたり、暴力を振るったりすることさえあります。陰に偏っても陽に偏っても、人は不安定になっていくのですが、他者との共感は陰陽の偏りを中庸へ戻す働きがあります。

食養指導を通して多くの人と関わらせてもらう中で気づいたことです。不安な心を持っていると、その行動は一見するとムダな動きが多いものです。面談や電話で食養相談をしていても、本人の不安が拭い去らないと、疑問質問が多いばかりで実践が伴いません。ところが合宿や個別指導を通して泊りがけで生活を共にすると、実際の食養生活を体験することと、合宿の仲間や私との共感が大きな後押しとなって食養生活が軌道に乗っていきます。

「迷ったら行動」私の心がけていることのひとつです。家の中で、日々の生活の中で、指をくわえて待っているだけでは、人生は好転しません。人生は行動と実践のなかから好転していきます。

私の所に尋ねてくる人の多くは、人生の迷いに直面した人たちです。私も人生の迷いをマクロビオティックに救われたのですが、思い返せば、後に師匠になる大森英桜との出会いからでした。大森英桜に出会ったことで、自分の志すマクロビオティックの強い共感が湧き起こり、人生の一歩を踏み出せたのです。そこで運命の扉が開かれたのです。行動が人生を左右します。共感が生きる力を湧出させます。人は新しい出会いの中から新たな力が湧き起こってきます。

前置きが長くなりましたが、私はこのような考え方で食養指導を行っています。

では、具体的な食養指導のお話しをする前に、食養手当てでよく使われる代表的なもの（生姜シップ、里芋パスター、梅生番茶、椎茸スープ、第一大根湯）の作り方（資料6：P270〜271参照）をまとめました。ご参考にしてください。

ガンの疼痛と冷え

食養相談で一番多いのがガンです。相談者全体の四割近くに上ります。初期のガンを除いて、多くの場合、ガンの進行の度合いに応じて痛みが強くなるのが特徴ではないかと、経験的に感じています。

進行したガン患者の七割が癌性の疼痛を訴えるといわれています。病理的・解剖学的なことはわかりませんが、ガンの疼痛が消える体験例を目の当たりにしていると、疼痛の意味がよくわかります。生姜風呂に一〇日間、徹底して入ったことで痛みが消えていくことがしばしばあります。

前立腺ガンが骨転移をして、足の骨が変形するほど痛みの強かった人が、生姜風呂や生姜シップによって痛みが消えているのです。乳ガンや大腸ガン、すい臓ガン、肝臓ガンなどでも自然療法で痛みが消えている例は少なからずあるのです。疼痛の疼はヤマイダレに冬。体が冬の状態、冷たく冷えていることが疼痛の大本にあります。徹底して温めることで疼痛が消えていくのですから、そう思わずにいられません。

第3章でも述べましたが、冷えにも陰陽があります。陰性な冷えは砂糖や果物などが原因していますが、陽性な冷えは動物性食品などが原因しています。

動物性食品で造られた細胞は硬く弾力性がありません。体の消化分解力・解毒力が勝っているときは、まだ体に反応は出ませんが、動物性食品から造られる細胞の蓄積が解毒力を上回ると、様々な症状が体に現れます。硬くなった細胞や組織は血液循環を悪くします。冷え、コリ、頭痛は血行不良の初期とはいえない反応です。手足に冷えを感じるのは手足末端の血管や細胞、組織が硬化しているとも考えられます。

陰性の冷え性であれば、みそ汁や梅生番茶など、温かくて塩気がしっかり効いたものを摂ると改善しますが、陽性の強い冷え性は、みそ汁や梅生番茶では冷えは改善しません。むしろ、第一大根湯、しいたけスープ、温めたりんご果汁などを摂っていると冷えが改善してきます。陰に偏っても冷え、陽に偏っても冷えるのが「いのち」です。「いのち」は中庸であれば温かく、活性化しているのです。

冷えを改善するのにもっとも大事なのが運動です。掃除を徹底的にすると体が温まってきます。歩くことも体を芯から温めます。運動の基本は掃除とウォーキングです。もちろん他の運動を組み合わせることも大いに結構です。人間は動物ですから、動いてこそ中庸を維持できます。疼痛が消えるまで徹底して体を温めることです。

冷えの食養指導——生姜シップと生姜風呂など

自然療法での温浴はいろいろあります。大根干葉の腰湯や半身浴、びわ葉温灸、こんにゃくシップ、焼き塩シップ、自然温石、温泉入浴、岩盤浴などもあります。体を温めることは自然治癒力をひきだすのに、もっとも大事な手当てです。

冷えの正食療法では、生姜シップ、生姜風呂、温こんにゃくシップ、湯タンポなどを使って、まず体を温めることが大切と説明します。患部を温めることももちろんですが、それ以上に重視しているのが腹部を温めることです。腸を温めることで全身が温まります。腸は肋骨に囲まれていないので、外からアプローチするには一番適しています。腸が一番温めやすく、温まりやすいのです。腸には全身の免疫の七割が集まっているといわれますから、腸を温めることが免疫力を高めるのにもっとも大切なことです。

腸が温かい人は手足も温かいものです。握手をして、手の芯から温かい人は腸が健全な人です。ただ、火照ったように手の平が温かい（熱い）人は、腸に炎症があったり、血液が酸化しています。その温かさというのも微妙なところがありますが、「冷え」が解消するにつれて手足が芯から温まってきます。生姜シップの実行時間は、冷たかった手足が温まるまでが目安です。

ガンは熱に弱いといわれます。温かい血液を造りだし、如何に流すかということが正食療法ではもっとも肝心なことです。温かい血液は巡りがよく、腎臓への血流量も増します。腎臓は血液のろ過装置です。浄血装置といってもいいでしょう。腸を温めることが第一ですが、次に腎臓を温めるときには、腰から背中の中央部分にかけて温めます。

腎臓が温まり血液浄化が進むと、尿の量や色、においが変化してくることがあります。疲れやだるさが一気に襲ってくることもあります。こういった症状は手当てによる排毒反応ですから、正食と手当てで十分に乗り越えることができます。

腎臓の次に温めるのは足と肝臓です。足は循環器系の末端ですから、足が温まると心臓、脾臓、腎臓、膀胱の血流量が増し、副交感神経を刺激して免疫力が高まります。ふくらはぎまでしっかり温めることが大事ですが、足首までの足湯でもかなりの効果があります。足湯は生姜湯で行うのを基本としますが、応急的には単純なお湯でもよいです。

肝臓を温めるのはとてもよいことですが、温めてはいけない場合もあります。肝炎や胆のう炎の方は肝臓への生姜シップは避けた方がいいでしょう。肝炎や胆のう炎でなくても、肝臓を温めたら気分が悪くなるような時はやめておいた方が無難です。

排毒反応も、強すぎたり早急すぎるのは、体力の消耗が激しいのです。生姜シップを数分しただけで反応（症状）が出てくるようなときは、やめておいた方がよいでしょう。逆に、熱を下げて血液のアルカリ化を促してくれる里芋パスターをする方がよいのです。虫垂炎（盲腸）や卵巣炎も肝炎や胆のう炎と同じように考えます。

生姜シップで温めてよいかどうかの判断基準は「心地よい」かどうかです。心地よいようであれば続けた方がよいものです。生姜シップは体の部分浴になる一方、生姜風呂は全身浴になります。

半身浴の生姜風呂も体調と体質次第で大いによいものです。最近の食養指導では生姜風呂をすすめることが多くなりました。特にガン患者の方が生姜風呂に入って痛みが消える例が多く、陽性体質で陽性症状と判断される場合は、かなりの頻度で生姜風呂をすすめています。

生姜風呂は生姜シップよりも体全体を温める力があります。そして、発汗を促す力も強く、解毒に大きな力を発揮します。ガン患者では、生姜風呂の入浴中は痛みがなく、入浴後数時間は痛みがない、という方が多いのを考えれば、血液循環がよければ痛みを感じにくいということなのです。生姜の解毒力により細胞損傷が修復されているということも十分考えられます。

生姜成分のジンゲロールが体内の酸素量を増やすという研究結果もあります。ガンは酸素や熱に弱いことを考えると、皮膚や粘膜、鼻粘膜から吸収される生姜成分が体内で浄化作用をしている可能性も十分あります。

病気の度合い、陰陽の度合いに応じて生姜の量を変化させます。生姜は基本的に根生姜を使いますが、古根《ひね》生姜が手に入れば最高です。生姜の質に応じて量を変えることもあります。

基本的な分量は、二〇〇～三〇〇gの生姜をすり下ろして木綿袋に入れて風呂の中で揉みだします。病状や体調に応じて量を加減します。粉末生姜（乾燥生姜）も生姜シップに使うことがよくあります。陰陽で見れば、生の生姜と粉末（乾燥）生姜は、生が陰性で乾燥が陽性です。これらをブレンドして使うとより温まります。

濃い生姜風呂では、一kgの古根生姜を入れた人もいますが、普通の人では発汗しすぎて危険なこともあります。生姜風呂を続ける場合は、指導を受けながら実行することをおすすめします。

ガンの食養指導

手当てによって温めても、食事が穀菜食でなければ効果は薄いものです。

ガン患者の方には、徹底して正食（穀菜食）を実践することをおすすめします。出汁やエキスでも動物性のものは口にしない方がいいでしょう。

「ガンが治ったら動物性食品を食べても大丈夫ですか」という質問を受けることがあります。ガン患者さんで、食べたいという欲求があるうちは、まだ食べない方がいいのです。逆に、食べたいと思わなくなれば、食べても問題ないのです。

体がきれいになって正食の体になると、ガンを作った食べ物を食べたいとは思わなくなります。ガンを作った食べ物で造られた細胞や組織、血液があるうちは、類は友を呼ぶように、同じような食べ物を欲するのです。

欲求のいかんによって体の状態がわかります。日本人にとって「いのち」の食べ物はご飯、みそ汁、漬物です。ご飯、みそ汁、漬物を食べていたら十分満足する身体であるということが日本人にとっての中庸です。足るを知る、ということでもあります。

マクロビオティックの道では、それらが「玄米」に置き換わります。玄米で満足する身体が「中庸」です。シンプルですが難しい道でもあり、難しいようでいて簡単な道でもあります。昔の日本人は、西洋人が驚嘆するほど、玄米で頑強な体と精神をつくっていたのです。なお、各部位におけるガンの正食療法については、本書の続編となる「実践編」で詳しく説明いたします。

糖尿病（Ⅱ型）の原因と食養生

糖尿病は、食べ過ぎ、飲み過ぎ、抱え込み過ぎの果てに発症した病といえます。

私たちの体は本来、過剰に摂り過ぎた食物エネルギーを、風邪や体のだるさ、頭痛等の軽い症状を出すことで健康を保っています。それが何らかの原因で、体に蓄積した老廃物を排出して健康を保つメカニズムに狂いが生じ、体が鈍感になってしまったのです。

糖尿病は、体の正常な反応を無視して、知らぬうちに体を蝕《むしば》んでいきます。気がついたら足が壊疽《えそ》を起こしたり、目が失明したり、腎臓が毒素を排出できないというような結果に陥ってしまうのです。正常な体であれば、そんなことは起こりえないはずです。自分の足が蝕まれていくのを、自分の体が知る由もないなんてことは、自然では決して起こりえません。一体この原因はどこにあるのでしょうか。

人間を含めたあらゆる生物は、恒常性（ホメオスタシス）という働きによって生かされています。

のどが乾いたら水を求め、水分が過剰になり血液が薄くなってしまったら塩分を求めます。体が酸化したら、アルカリ化を促すような梅干やごぼう、新鮮な野菜や果物を自然と求めて、体の中庸を保ちます。体の恒常性を無視して、糖尿病になるまで過剰に食物を摂りすぎてしまうのは、体の正常な声を聞けなくなってしまったからです。

体の声に耳を傾けられなくなったのは、大量生産、大量消費を前提に生み出された食品や薬などに原因があります。自然の理《ことわり》を無視して作られる大量生産の食品や薬は、そのほとんどが、かつて人間が口にしたことのない化学添加物を使って作られています。大量消費を前提に作られる食品は、私たちが「食べだしたら止まらない」ように工夫して作られているのです。食べ過ぎたら、胃腸の負担をすぐに感じて、次の食を慎むのが正常な感覚です。その正しい感覚を麻痺させて大量消費を促しているのです。

糖尿病の人は、過剰な味に慣れてしまっています。糖分（単糖類）、脂肪分、塩分（精製塩）、そして化学調味料などの添加物を過剰に使った食品は、体の感覚を麻痺させます。陰陽両極端の食事は中庸な恒常性を狂わせるのです。その結果、知らぬうちに体が蝕まれていく。そして体の感覚を狂わせ、糖尿病や癌を多発させました。

一方で、人間の命を尊重した生活法は、必要最小限の食物で健康を確立するものです。玄米は噛めば噛むほどおいしく、少量で満足し、心も体も生まれ変わったように爽快になります。食べても

食べても満たされない食事とは正反対です。最小限の食事から最大最高の健康と平和を生み出す生活法がマクロビオティックです。健康と平和、そして自由は、「足るを知る」最小からしか生み出されないともいえます。

マクロビオティックの調理法には、最小から最大を生む方法が凝縮されています。小豆とかぼちゃを煮合わせた「小豆かぼちゃ」は、伝統的な塩だけで甘くておいしい味を醸し出します。自然な理に則って栽培された素材であることはもちろん、小豆の煮方、塩の分量や入れ時、かぼちゃの入れ時、水加減と火加減、そして火の止め時と蒸らし時間など、絶妙に調理された「小豆かぼちゃ」は絶品のおいしさです。

小豆かぼちゃは糖尿病の薬にもなる料理です。小豆かぼちゃを食べるだけで糖尿病が改善されるわけではありませんが、マクロビオティックの食事法で糖尿病が改善されてくると、小豆かぼちゃをおいしく感じる味覚が高まります。小豆かぼちゃが甘いと感じるようになってくると、糖尿病が改善されている証拠です。マクロビオティックの調理法の特徴は、穀物や野菜、海藻から、さまざまな味を引き出すことです。砂糖やみりん、酒、化学調味料で味を足していく調理法とは対極です。

食において味は命ともいえます。味を引き出すことは命を引き出すことです。命である味は、濃ければ濃いほどよいというものではありません。すべてに按配があります。よい按配で味が引き出されたマクロビオティック料理は、命を輝かせます。糖尿病をきっかけに真生活といわれるマクロビオティックに目覚められることは、陰あれば陽、陽あれば陰という必然性とはいえ、大変ありがたいことです。

ひと口に糖尿病といっても、様々な体質や体調の人がいますが、その食箋について簡単に説明しておきます。陰陽両極端の食物摂取によって糖尿病となっていますから、陰陽どちらからの固定的な食事ではどこかで行き詰まります。その日の体調に応じて食事を変化させていくことが重要です。または食卓に、陰性の副食、陽性の副食それぞれを置き、どちらをより好んで食べるかでその日の体調の陰陽を把握することも大切です。

Ⅱ型糖尿病は、よほど進行していない限り、やる気にさえなれば、十分に治ります。糖尿病の難しさは本人の意志にかかっているのです。甘いものや動物食、添加物からの脱却ができれば治ってくるのですが、その意志を貫徹するのが難しい病気でもあるのです。ですから、糖尿病の改善には、柔軟的で辛抱強い家族の協力と併せて食養の指導者が必要だと感じています。

なお、糖尿病によい働きをする食材は次のとおりです。小豆、かぼちゃ、芋がら（ずいき）、玉ねぎ、人参、切干大根、本葛、寒天、よもぎ、コンニャク、梅干し、梅肉エキスなど。

急増している潰瘍性大腸炎

潰瘍性《かいようせい》大腸炎は、西欧人に多く日本人には少ないといわれていましたが、最近は日本人でも急増しています。私のところにも食養相談や半断食合宿などに潰瘍性大腸炎の治療で来られる人が増えています。国は難病に指定していますが、それはすなわち、食と生活を変えるという視点が弱いことの表れではないでしょうか。

潰瘍性大腸炎はその症状に合った食事と生活を続けていれば寛解《かんかい》を持続し、再燃することはありません。そして、症状に合った手当てを根気よく行い、深い呼吸と運動が習慣化すると、完治という判断は下せませんが、再燃することはなくなります。

潰瘍性大腸炎は下血を伴った下痢、または下血を伴わない下痢、腹痛などが主な症状です。進行して重症化すると、発熱や体重減少、貧血を併発します。顔の望診ではアゴの細い人が多く、血色も悪い人が多いです。咀嚼力の低下が潰瘍性大腸炎にも大いに関係していると感じています。

私の道場では半断食合宿などで徹底して噛むことを実践します。それも玄米がゆを徹底して噛むのです。最初の一口を二〇〇回噛み、二口目から一〇〇回噛みます。ご飯茶碗に少なめのお粥も徹底して噛むと三〇分、四〇分はすぐに経ってしまいます。噛むことが瞑想になります。チューイングメディテーションです。徹底して噛むことを実践すると胃腸の機能は高まります。潰瘍性大腸炎の人では食物アレルギーをもっている人が少なくありませんが、噛むことによりアレルギー症状も改善していきます。噛むことで唾液の分泌を促し、胃腸の細胞そのものを修復していると想像しています。

潰瘍性大腸炎でも望診や症状によって陰陽で判断するのですが、もっとも重要視するのが味覚です。味覚を含めて私たちの五感は、自分にとって合う合わないを判断する大事なものです。特に空腹時の味覚が大切です。さらに空腹であって心が落ち着いた状態での味覚が体にとって素直な味覚です。心にストレスが強くかかった状態での味覚は、自分にとって本当に必要なものを判断する味覚から離れてしまっていることが多いのです。素直な味覚を取り戻し、その上で食べたときに、みそ汁がおいしく感じるか、無塩または薄味の野菜スープがおいしく感じるか、などによって陰陽を判断します。

沢庵と生の大根スティックを食べ比べてみるのもよいです。同じ素材や同じ食感のもので陰陽の差のあるものを食べ比べたり飲み比べて、味覚の陰陽を知るのです。みそ汁をおいしく感じる人は、無塩の野菜スープをおいしく感じる人に比べて陰性です。生大根のスティックをおいしく感じる人は沢庵をおいしく感じる人に比べて陽性です。

それでは、無塩の野菜スープよりみそ汁はおいしいけれど、沢庵より生大根のスティックの方がおいしいという人は陰陽どちらなのでしょうか。体調が大きく偏っておらず中庸であれば、素材の素晴らしいものはどんなものもおいしく感じます。ところが陰性に偏れば陽性のものばかりがおいしく、陽性に偏れば陰性のものばかりがおいしい。陰性と陽性両方の強いものをたくさん食べてきて、陰にも陽にも振れ幅が大きいと、味覚においても陰陽の幅が大きくなります。また、食品添加物や濃厚な味のものばかり食べていると、シンプルな味に鈍感になってしまいます。味覚が鈍るということは感性が鈍るということです。

潰瘍性大腸炎は、体が感性を正常（清浄）な状態に戻そうとする働きそのものだと感じています。

潰瘍性大腸炎の食養指導

噛むは神につながります。神につながる経《ミチ》と書いて神経。ですから、噛むことは自律神経の安定にもっとも強く働きます。潰瘍性大腸炎の治療にも噛むことはもっとも重要なことのひとつなのです。

食べ物ではタンパク質を極力減らすことです。動物性タンパク質はもちろんのこと、植物性タンパク質であっても、消化力が高まるまで当分は控えめにしておくことです。潰瘍性大腸炎の場合、玄米を圧力鍋や土鍋で上手に炊いたとしても、普通の玄米ご飯では消化に難点があります。

治療の最初のうちは玄米がゆがよいです。それも大根やハトムギを入れた玄米がゆがよい。ふつうのご飯が食べたい時には分搗き米ご飯でよいでしょう。徐々にやわらかめに炊いた玄米ご飯を試して、おいしく、腸の状態もよければ、玄米ご飯の頻度を増やしていきます。

副食については大根、玉ねぎ、長ねぎ、生姜、キャベツ、自然薯など消化力の強い野菜の中で、おいしく感じるものを積極的に摂ります。出し汁にはタンパク質の分解を促す干し舞茸を、干し椎茸や昆布と合わせて多用するとよいでしょう。

体内用の手当てでは、ごぼう汁をよく摂るとよいです。ごぼう汁はごぼうをすりおろして絞った汁です。一日一〇〇ｃｃほど摂ったらよいのですが、すごくおいしく感じてもっと飲みたいようならば二〇〇ｃｃほど飲んでも大丈夫です。食養では、ごぼう汁を虫垂炎（盲腸）のときによく使ったのですが、最近では潰瘍性大腸炎にもよいことが分かり、よく使うようになったのです。

潰瘍性大腸炎は潰瘍と炎症という陰陽の症状が複合的に出てきます。潰瘍性大腸炎の人の腹部は多くの場合は冷えています。うつ病の人も同じくらい冷えていることがあります。しかしその違いは、うつ病の人のお腹は冷えばかりが強いのに対して、潰瘍性大腸炎の人は内部に炎症があるので、冷えばかりではないのです。ですから、お腹は基本的には温めるのですが、時に炎症の熱をとることも必要になります。

マクロビオティックにおける温熱でもっともよく使われるのが生姜シップです。ところが、生姜シップは単に温めるだけでなく、生姜の効用から熱を発散させる力も強いのです。お腹に徹底して生姜シップをすると、お腹を温めながら炎症を取り除くというダブルの働きがあります。それでも炎症が取りきれない場合は、生姜シップの後に里芋パスターを貼ります。

そして日常の生活でもっとも大事なことはよく歩くことです。二〇代、三〇代であれば、歩くよりも軽いジョギングをした方がよいでしょう。噛むことと歩く（または走る）ことを習慣化することです。

ここ数年、潰瘍性大腸炎の人との付き合いが増え、寛解状態をキープしている人も多くいます。潰瘍性大腸炎になった友人のひとりは、マクロビオティックを熱心に取り組むようになりました。「一病息災、潰瘍性大腸炎があるためにマクロビオティックを実践できる。ありがたいことだ」と、友人は話していました。

自己免疫疾患は、なぜ女性に多いのか

免疫とは、自分にとって合うものと合わないものを判断する体の基本的な働きです。免疫力は細胞レベルでの判断力といってもいいでしょう。自己免疫疾患は、自分の細胞を異物と見なし、自分の細胞を攻撃しているといわれます。体の中で戦争（内乱）が起こっている状態です。体の中での戦争状態が、体の表面に現れたのが、膠原病《こうげんびょう》や関節リウマチなどの自己免疫疾患なのです。

自分の細胞が自分の細胞を攻撃している状態は、陰陽でみれば、陽性と陽性が反発しあっている状態と考えることができます。陰性と陽性であれば親和的に結びつくのですが、陽性と陽性は反発しあうのです。

動物は植物に対して陽性であり、植物は動物に対して陰性です。動物が植物を主にして食している限りは陰陽が親和的に結び合って、健康を維持することができるのです。人間も動物ですから、植物を主体とした食で健康を維持するのです。

自己免疫疾患は、陰陽の調和が崩れ、陽性に偏った状態です。そして自己免疫疾患の罹患は圧倒的に女性に多いのです。食養相談をしていても、ほとんどが女性で男性はごく稀にしかいません。男女の陰陽はみる視点によって違いますが、女性ホルモンと男性ホルモンの働きは、女性が陰性で男性が陽性です。

桜沢如一は「女性は陽性になり過ぎたら不幸になり、男性が陰性になり過ぎたら不幸になる」と言いました。女性は陰性で男性が陽性であるのが、男女の調和がとれる形です。

女性と男性の違いは生殖器のある位置です。胎児の頃、もともと内部にあった生殖器が、男性は外に飛び出て、女性はそのまま内部に残ったというのです。男性は遠心力という陰性の力の働きで生殖器が外に飛び出たのです。男性は芯が陰性であるがゆえに、陽性を求めて大人になるにしたがって陽性化してきます。女性は逆に、真が陽性であるがゆえに、陰性を求めて大人になるにしたがって、陰性化していくのです。自己免疫疾患は陽性過多の病気ですから、本来、陰性で調和のとれている女性が不調和を来すのです。

日本古来の食習慣では、女性のお膳には動物性の副菜が一品少なかったり、全くなかったりして男女の違いがありました。食養でも、男女の食事は別のものです。実際に子育てを通して実感することですが、男の子は陽性なタンパク質を欲するが、女の子は陰性なタンパク質や野菜、果物を欲する傾向にあります。

男女は人権として平等であっても、体質的には別物であるという視点は重要です。女性が動物食をすると男性のそれよりも悪影響が強く、反対に男性のスウィーツ食は女性のそれよりも悪影響が大きいのです。

関節リウマチでは、関節の痛みや腫れ、ひどくなると関節の変形が起こります。症状が出る部位によって陰陽が違います。体の上半身に出る症状は、下半身に出る症状に比べて陰性です。とはいえ、自己免疫疾患は総じて陽性ですから、その中での陰陽となります。

全身性エリテマトーデスという膠原病は、全身に紅斑が出る病気です。その紅斑が赤ければ赤いほど陽性です。また、下半身に多ければ多いほど陽性となります。症状の陰陽は、食事と手当ての内容を考えるとき、大きな判断基準となるのです。

自己免疫疾患の方を望診させていただいて感じることは、感覚がとても敏感です。五感のすべてというわけではありませんが、感覚の多くが敏感過ぎて、日常生活に支障をきたす場合が少なくありません。敏感過ぎるというのは、自律神経の交感神経が優位の状態です。交感神経が優位になり過ぎると深い睡眠がとれず、疲労が蓄積します。「知らぬが仏」といいますが、少し鈍いくらいの方が、体は毒素をためずにきれいな状態を保てるのです。

自律神経の陰陽は、一見すると交感神経が陽性で副交感神経が陰性にみえます。交感神経の働きは、緊張したり、興奮したり、血圧を高めたりします。一方、副交感神経は心身をリラックスさせ、血圧を下げます。ですから一見、交感神経が陽性で副交感神経が陰性に見えるのです。しかし、体の内実は、交感神経はエネルギーを外へ外へと拡散させて心身を虚脱へと導くのです。副交感神経はリラックスし落ち着いた状態であるために、エネルギーを体の内部で充実させて心身を活性化させます。

自律神経の内実は、交感神経が陰性、副交感神経が陽性となります。つまり、自律神経の陰陽は表面と内実で逆となるのです。陰陽は変化の法則ですから、固定的に考えず、複眼的に思考することが何よりも大事なのです。

私たちの身体も体質と体調という二つの視点が大事です。体質は生まれもった要素と幼少期に形成された要素が強いのです。体調は、体質を基本としつつ、現状の食事や心理的な影響が強いものです。膠原病や関節リウマチなどの自己免疫疾患も、体質と体調を考慮して食生活を送ることが大切です。

膠原病や関節リウマチの食箋

たとえば、肉食をすると交感神経が優位になり、一見すると陽性なのですが、その内実は陰性を大きく孕んだ状態となります。肉食が過剰になると、猜疑心や不安感、焦燥感が強くなって、心の安定まで欠くことになります。膠原病や関節リウマチなどの自己免疫疾患は、交感神経過剰で見た目には陽性です。しかし、内実には陰性を孕んでいるということを、まず心に留めておく必要があります。

繰り返しますが、陰陽を見るには複眼思考が重要です。食生活に活用するための実用的な側面からみると、実際の症状（体調）における陰陽に対応して、食事や手当て、生活を考える。自己免疫疾患の多くは、症状（体調）的には陽性が多いので、陰性食中心の食箋（食事指導）となっています。関節リウマチの食箋では、トマトや緑茶、カレー粉が大活躍したこともあります。

全身性エリテマトーデス（膠原病のひとつ）の食箋では、第一大根湯としいたけスープをお茶代わりに飲んで、時々梅生番茶を飲むというように、陰性食が中心ですが、時々は陽性食を入れるというようなバランスで六～七年かけて完治した人もいます。

自律神経や体質、体調を陰陽でみて、食事や手当て、日々の生活に取り組んでいけば、病のほとんどは快癒されていきます。リウマチなどの自己免疫疾患は、断食や塩断ちを組み合わせていくと、一～三年で克服していきます。膠原病を克服した方々を見ていると改善した食と生活を心底楽しんでいます。病を治すための食から、喜び生きるための食に変わっていくことが、よい方向へと進んでいるかどうかの指標となります。

気管支喘息は発生学的には腸の病気

気管支喘息《ぜんそく》は、アレルギー反応が気管支で起こり、ヒューヒュー・ゼーゼーという笛声喘鳴《てきせいぜいめい》を伴う呼吸困難を起こします。

アトピー性皮膚炎は皮膚でアレルギー反応が起こっていますが、気管支喘息はその反応が気管支で起こっているのです。気管支喘息は体の内側で起こる炎症ですから、アトピー性皮膚炎に比べると内向性の強い、陽性な症状と考えられます。汗腺の開きやすい夏には皮膚にアトピー性を発症し、秋になって汗腺の開きが弱くなったときに、皮膚から出し切れない毒素が気管支から出てくるのです。

アレルギーの原因は、動物性食品の過剰摂取と石油化学物質の蓄積、運動不足、現代的な生活そのものにあります。これらの毒素を気管支がフル活動して排出しようとしている有り難い活動が「ぜんそく」といえるのです。

発生学的にみると、肺や気管支は腸と関係が深いのです。内胚葉が消化管となり、消化管から発生したのが肺や気管支です。食養的にみても、腸の活性化を促すことで気管支喘息の症状が治まりますから、腸と肺は深い関係にあります。逆に考えると、喘息症状そのものが、腸の活動を高めようとする働きと考えられるのです。

また、「腸脳同根」といわれ、発生学的にみると、腸と脳は発生が同じです。喘息症状をステロイドで抑え続けていると、腸や脳の病気を引き起こすことがあります。喘息は身体に溜った毒素を排出しようとしている反応ですから、症状を抑えるだけでは肺や気管支と関係の深い腸や脳に問題をより大きくするだけです。

喘息発作はアトピー性皮膚炎と同じように夜中に多く起こり、睡眠の妨げになることがしばしばです。自律神経の副交感神経は身体に溜まった毒素の排出を促すことから、副交感神経が優位な夜に症状がよく出るのです。

一方、交感神経は昼に優位となります。交感神経は副腎皮質ホルモン・コルチゾールの分泌を促します。コルチゾールには皮膚や気管支の炎症を抑える働きがあります。喘息発作の一般的な薬にステロイド（副腎皮質ホルモン）があるのはそのためです。しかし、ステロイドで抑え続けているのでは体の毒素は蓄積されて増すばかりです。正食医学（マクロビオティック）では、喘息のもととなる毒素を入れないことと同時に、臓器を鍛えて排出力を高めることを実践していきます。

自律神経の交感神経と副交感神経は陰陽の関係です。交感神経と副交感神経の調和がとれているのが健康です。適度な運動や乾布摩擦が気管支喘息に効果的なのは、交感神経を鍛えることで、副交感神経との調和がとれるためです。

気管支喘息を含めてアレルギーの人は、鼻の穴が小さく、縦に細長い傾向があります。鼻呼吸が浅く、酸素の吸入量も少ないのです。また、汗腺の働きも弱く、日本人であれば平均二五〇万の汗腺があるといわれますが、アレルギーの人の汗腺が活動しているのはその半分以下だといいます。

自律神経の不調和と同じように、毒素の排出と酸素の吸入もアンバランスな状態になっています。多くの病気に陰陽があるように、気管支喘息にも陰陽があります。ヒューヒューという笛声《てきせい》はゼーゼーという喘鳴《ぜいめい》に比べて陰性です。笛声が強いようであれば陰性の傾向強く、喘鳴が強いようであれば陽性の傾向が強いのです。

気管支喘息の発作時、気管支は炎症を起こしているので、生姜シップや里芋パスターが気持ちよいものですが、生姜シップを施すと余計に咳が出るようであれば陽性の傾向があります。その場合は、里芋パスターを施します。里芋パスターは胸か背中に貼りますが、胸よりも背中の方が気持ちよく、咳や笛声喘鳴が消えていくようであれば、より陽性です。

症状で陰陽をみることも大事ですが、味覚で陰陽をみることも大切です。特に症状が強く出ているときの味覚は、合うものはおいしく感じますが、合わないものは食べられません。健康なとき、身体は中庸ですから、陰陽両方が幅広く多くの食物を受け入れられるものですが、症状が強ければ強いほど、陰陽の偏りも大きくなり、合うものは「すごくおいしい」が、合わないものは「まったくおいしくない」のです。

陰性と陽性の喘息の食箋

喘息が陰性に偏っているか、陽性に偏っているかによって、当然その食箋は異なります。

陰性の気管支喘息であれば、れんこん、玉ねぎ、みそ（豆みそ、麦みそ）、雑穀（ひえ、あわ、きび等）、本くず、海藻を多用します。このような陽性の食物がおいしく感じるはずです。また、これらの食物をおいしく感じるようなら、コーレン（れんこんの粉末）や昆布の黒焼きをくず湯やくず練りに溶いて摂るのもいいでしょう。

陰性の気管支喘息は腸の冷えから来ていることが多いので、お腹や足を温めることも重要です。また、陰性の気管支喘息の人は発作時の体重減少が強く、合う食材を主食や副食に加えてよく噛んでしっかり食べることが大事です。

陽性の気管支喘息では、みかん（皮ごと）、キンカン、りんご（皮ごと）、長ねぎ、こんにゃく、からし、唐辛子、生姜、カレー粉などを食養として多用します。このような食べ物をおいしく感じ、症状も緩和されてきます。温州みかんは皮ごと食べた方が断然よいです。皮ごといただくのですから無農薬のものがよいでしょう。

辛みのある香辛料も陽性の喘息にはとても合っています。野菜スープの味付けに香辛料を使うのがよいです。陽性の気管支喘息には、断食や塩断ちも向いていますから、みかんやりんごを皮ごと食べながら、香辛料で味付けをした野菜スープを摂っていれば、治りが早いものです。

陽性の気管支喘息の人は、断食で水分しか摂らなくても体重はほとんど落ちないものです。

風邪の浄化反応と食養

風邪がのどから来ることはとても多く、ひきはじめにのどに症状が現れることが非常に多いものです。

第2章でも述べましたが、風邪は体の浄化反応ですから、体に蓄積していた老廃物（毒素）を、肺と気管支を通して体外に排泄するのが咳です。また、咳は、腸が冷えたり硬くなったりしているのを治そうとする体の自然治癒力によって起こります。ですから咳も他の症状と同様、陰陽の偏りを警告する体からのサインなのです。

咳にも陰陽があります。湿った咳と乾いた咳では、湿った咳が陰性で、乾いた咳が陽性です。湿った咳はのどの粘膜と口腔内に湿り気がありますから、咳の程度は比較的軽いのです。しかし、乾いた咳はのどの炎症がひどく、口腔内も唾液不足から乾燥していて、咳のたびにのどの痛みを起こします。気管支の炎症がひどくなると、血液が混じった痰を排泄することがあるのも陽性の咳の特徴です。

咳と一緒に出てくる痰は、比較的粘りの少ないのが陰性の痰で、のどの奥からやっとの思いで排泄できるのが粘りの強い陽性の痰です。咳の強さも連動していて、痰が簡単に排泄できるのは陰性、のどの奥から絞るように出てくるのが陽性です。痰の粘りが強くなってくると色も濃くなってきます。

陰性の痰は砂糖（人工甘味料を含む）や脂肪が原因です。陽性の痰は肉や卵、乳製品が原因しています。ですから風邪の咳や痰が、陰性か陽性かによって、食箋は変わってきます。陰性の咳と痰には、れんこん湯、梅生番茶、ねぎみそ湯など陽性な飲み物を摂ります。陽性の咳と痰には、しいたけスープ、第一大根湯、ホットりんごジュースなど陰性な飲み物を摂ります。

咳と痰が陰陽どちらか判別がつかないようならば、くず湯やくず練りを摂ってみて、おいしく感じるか、おいしく感じないか、試してください。おいしく感じるならば、比較的陰性な症状ですから、陽性な飲み物を飲んでみます。逆に、おいしく感じないようならば、症状は陽性なことが多いですから、陰性な飲み物を飲んでみます。

咳と痰は肺と気管支の排毒反応ですが、気管支喘息で説明したように、根本原因は腸にあります。ですからお腹と足を徹底的に温めると治りが早いのです。生姜シップでの手当てが最高ですが、様々な温熱療法がありますから、継続しやすい方法でお腹と足を温めてください。湯タンポをお腹と足において眠るだけでも効果があります。咳がひどく、喘息のような症状になってしまったら、胸と背中に里芋パスターを貼ると、咳が軽くなることがあります。

正食医学（食養）の手当て法の特徴は、効果があるものは「心地よく」「おいしい」ものです。逆に「心地悪く」「おいしくない」ものは逆効果になることもありますから、続けないでください。

甲状腺疾患の因果関係と食養手当て法

甲状腺の問題を抱えて食養相談や研修に来られる人に共通していることがあります。それは食歴の中で、特にホルモン剤を多く含む食品を多食してきた傾向があることです。

ホルモン剤を多く含む食品は、主に乳製品、鶏卵、養殖の魚介類、食肉類（鶏肉、牛肉、豚肉など）などです。ホルモン剤の多くは成長の促進を目的にしています。通常の成長よりずっと早く成長させてしまうのですから、遺伝子に大きな負荷がかかり、遺伝子異常を招くことは科学的にも実証されています。家畜や養殖に使われる成長ホルモン剤は私たちの甲状腺だけに影響するのではなく、人間のホルモンと関係の深い病気にも影響します。乳ガン、子宮ガン、卵巣ガン、前立腺ガンなどは成長ホルモン剤を用いた人工飼育の動物性食品が大きく影響しています。

甲状腺に関しては、バセドウ氏病（甲状腺ホルモン亢進症）、橋本病（甲状腺ホルモン低下症）に罹る人の食歴をみると、魚肉の加工食品を多く摂取している傾向があるのです。ちくわ、かまぼこ、はんぺん、魚肉ソーセージなどです。一方で甲状腺ガンは、放射能との関係も疑われていますが、放射能との関係は私の経験ではまだ確たることが言えないので控えさせていただきます。食養指導の経験から言えることは、乳製品との関係が深いということです。

私の経験と陰陽の理論を組み合わせて考えると、甲状腺ガンは乳製品と砂糖の過剰摂取、乳製品と果物（ホルモン剤と農薬使用の果物）の組み合わせが大きく影響しています。乳製品の過剰摂取は、甲状腺ガンだけでなく、乳ガン、子宮ガン、卵巣ガン、前立腺ガン、大腸ガンなどとも大きな関わりがあると考えますが、他の食物との食べ合わせによって、どこにガンができるかが分かれてきます。体の上部にできるガンは下部にできるガンに比べて陰性です。

甲状腺を癒す食養生としては、家畜や養殖のホルモン剤が人間の甲状腺に負担をかけて疾病をもたらせているわけですから、まずこれらのホルモン剤を排毒、排泄しなくてはなりません。玄米をおいしく食べる工夫をするのが食養生の第一歩です。

玄米にハト麦や大麦（丸麦、押し麦）を二〜三割り入れて炊く麦入り玄米ごはんもいいでしょう。バセドウ氏病（甲状腺ホルモン亢進性）であれば、玄米を圧力鍋で炊くのもよいですが、橋本病（甲状腺ホルモン低下症）であれば、麦入り玄米を土鍋や安全な金属の鍋で炊くのがおすすめです。しかし、バセドウ氏病であっても長期間圧力鍋で炊飯すると、陽性になり過ぎることもありますから、時々、土鍋や金属の鍋で炊いた玄米を食べてみて、「おいしい」と感じるようならば土鍋炊きに変えた方がいいでしょう。玄米の排毒能力が高いからといって、自分の味覚本能を無視して玄米を食べるのはよくありません。

甲状腺の病気の人だけでなく、多くの人にいえますが、主食は今の自分の味覚本能に従って食べることが大変重要なことです。玄米、分搗き米、場合によれば白米、または様々なめん類の中から、今の自分にあった主食を選択することです。主食は心と体の軸を作るものですから、自分に合った主食をいただくことが、食養においてもっとも大事なことです。また根菜類は、食養の基本（一物全体）に従い、皮を剝かずに調理して食べることも大切です。

小豆にも甲状腺を浄化する働きがありますから、おいしく感じるのであれば週に二〜三食摂ってもよいでしょう。小豆かぼちゃを基本に、橋本病であれば小豆をりんごと煮てもよく、バセドウ氏病であれば小豆を昆布と煮たらよいでしょう。

成長ホルモン剤は、動物性食品に含まれて私たちの体に入ってきたのですから、動物性食品を排毒、排泄することも大切です。肉にはジャガイモ、キャベツ、胡椒など、魚介類には大根、ねぎ、生姜など、鶏卵にはトマト、長ねぎ、舞茸など、乳製品にはニンニク、レモン、バニラなどが排毒を促します。ものすごく「おいしい」と感じる食べ物が体に合って、しかも排毒を活性化してくれます。

甲状腺に生姜シップや里芋パスターを貼ることも大事ですが、甲状腺への手当ては週に一回程度で十分です。腸や肝臓、腎臓、子宮や卵巣などの比較的陽性な臓器には毎日のように生姜シップと里芋パスターの基本的な食養手当てを施すのはよいのですが、甲状腺や乳房、肺や食道などの比較的陰性な器官には生姜シップと里芋パスターの過剰な手当ては禁物です。甲状腺には週に一度して、その他の日にはお腹と背中に生姜シップをしたらよいでしょう。自然治癒力を高めるのには、お腹を十分温め、腰もしっかり温めることがとても重要です。

慢性化した頭痛の食養法

頭痛の原因は様々ありますが、大きくみると、すべては血液の汚れです。血液が汚れると血行不良、神経失調、細胞壊死《えし》など体の末端に諸症状を引き起こします。そのひとつが頭痛です。

慢性化した頭痛は、汚血（汚れた血液）が定着化した状態です。慢性頭痛の人には多くの場合、首こり、肩こり、背中のこりがあります。体のこりが血行不良を引き起こし、汚血を助長させています。脳梗塞や脳出血を起こす人たちもまた、体のこりが慢性化していることが多いのです。慢性頭痛と脳梗塞や脳出血の因果関係はまだわかっていませんが、臨床的には、体のこりとの関係性は深いと感じています。頭痛の解消には体のこりを解《ほぐ》すことが大事です。

頭痛にも陰陽があります。まずは部位をみると、前頭部と後頭部だと、前者が陰性の頭痛で後者が陽性の頭痛です。側頭部では左の頭痛が陰性で右の頭痛が陽性です。特定の部位が痛いのではなく、全体的に痛かったり、痛みが時によってコロコロ変わるのであれば、陰陽混在した頭痛です。砂糖や人工甘味料、動物性食品や添加物食品、陰陽の偏りある食品を万遍なく摂ってきた人は、陰陽混在した頭痛が多い。コーヒーを摂ると頭痛が緩和される人が少なくないのは、そのほとんどが陽性の強い頭痛だからです。

頭痛の食養指導でも、「よく噛む」ことをすすめます。よく噛むことで頭痛が緩和されることは多々あります。噛むことは脳の血流を活性化させます。流水腐らずと云うように、血液もよりよく流れることが浄血につながります。しかし、頭痛が強すぎて「よく噛めない」という人や、噛めば噛むほど頭痛が強くなる、という人も少なくないのです。

歯の噛み合わせの問題もありますが、血液の汚れの強い人は噛むほどに頭痛が強くなります。そんな人にも「よく噛む」ことを努力してもらいますが、その一方で、体に合った陰陽の食べ物を摂っていると、自然に頭痛も軽度になり、噛むことも心地よくなり、噛むことで頭痛が緩和されてきます。以前、相談に来られた方の中で、玄米のお粥がよく噛めず、レモンばかりを食べて頭痛を治した人もいます。しいたけスープばかり「おいしい」と言って、しいたけスープで頭痛を治した人もいます。レモンやしいたけスープが合う人は陽性な頭痛ですが、梅干が合う人は陰性な頭痛です。梅干をコメカミに張るのは日本の伝統療法です。陰性の頭痛にはよく効きます。梅生番茶を飲んでもよいでしょう。みそ汁を毎朝飲む習慣をつけることでも陰性の頭痛は消えていきます。

肝硬変の食養法

肝臓病については第2章で述べましたので、ここでは「肝硬変」についてだけ述べます。

肝硬変は多くの場合、脂肪肝の脂肪がこれ以上蓄積できないくらいまで溜まり、肝臓の解毒力を超えた脂肪分が硬化していく病気です。肝硬変が重度になると、顔色が土気色になり、急激に痩せてきます。肝臓が硬化するだけでなく、体全体が硬くなり、ほとんど動けない状態になることもあります。舌も硬くなり、代謝が滞りますから、黒い舌苔が出てきたり、会話がしにくくなったりします。

陰陽五行では肝臓に対応する五味に酸味があります。肝臓には酸味が合うことを示していますが、肝硬変に関しては酸味が合わないことがしばしばです。酸には、ものを溶かす働きとともに締める働きもあります。重症の肝硬変の人では酸味が食べられないという人もいるのです。脂肪肝や肝炎には酸味が合いますから、五行が確立されていた時代には肝硬変に至るまでの病気は存在しなかったのではないかと想像しています。

肝硬変の食養生でもうひとつ重要なのが塩です。肝硬変の人は、塩分はあまり必要としないのですが、もし使うのであれば岩塩をおすすめします。海塩に比べて岩塩はマグネシウム（にがり）が少ないのです。マグネシウムは私たちの体には必要不可欠なものですが、肝硬変に関しては塩から摂るマグネシウムは極力少なくします。豆腐はにがり（マグネシウム）がないとできないように、マグネシウムはタンパク質を固める働きがあります。肝硬変は肝臓だけでなく体全体が硬化してくる病気なので、一時的にマグネシウムを断つのです。

肝硬変も肝臓のタンパク質がどんな食品で硬化してしまったのかによって、合う食べ物が大きく変わってきます。チーズやバターなどの乳製品由来で肝硬変になっているのか？　牛肉なのか？　豚肉なのか？　鶏肉なのか？　または鰹節や魚の煮干しなのか？　これらの判断が望診であり、味覚なのです。私たちの五感は環境と調和するためのセンサーですから、体に合っているものは「おいしい」のです。「良薬口に苦し」といいますが、「良薬口に不味し」とはいいません。

「良薬口に苦し」という言葉が生まれた時代は、苦みという陽性を好む、陰性な病が多かったのでしょう。動物食と添加物食の増えた現代においては、それらの毒素を消すような食物がとても大事になってきます。

ニンニク、ニラ、ネギ、タマネギ、ラッキョウのことを五葷《ごくん》といって、これらは強いニオイがあるため、仏教の精進料理では敬遠され、お寺の山門前の立看板に「葷酒《くんしゅ》山門に入るを許さず」という文字が書いてあったりします。しかし、五葷は動物性食品の毒消しにあたるものですから、肉食をしていると五葷を好むようになるのです。逆に考えると肝硬変の人は五葷を積極的に摂った方がいいのです。

私の経験でも肝硬変の人でニンニクを毎食摂り続けて治ったという人がいます。肝臓がきれいになれば五葷も必要なくなり、「葷酒山門に入るを許さず」の意味がよくわかります。

うつ病治癒には正しい引きこもりが必要

うつ病は、まさに現代社会の特有な問題だとつくづく思います。

うつ病の方を診させていただいて感じることは、お腹が冷えて硬くなっている人がとても多いのです。総じてガンの方よりも冷えて硬くなっているのではないかと感じます。お腹だけでなく、手足も冷たく、冷たい血液が心を凍てつかせているのではないでしょうか。

うつ病は心の病と考えられていますが、全体を診れば、体の病であることは疑いようのない事実です。うつ病の根本的治療は、まず生活改善にあります。食事と生活の改善なくしてうつ病は治癒されません。ガンなどの生活習慣病と同様、うつ病そのものが現在の生活への警鐘です。

人は誰しも自己否定感と自己肯定感の陰陽をもち合わせています。ともに大事な自己認識ですが、どちらかに偏りすぎるのが問題です。多くのうつ病の場合、自己肯定感が弱く、自己否定感が強くなりがちです。ほどよい自己否定感は謙虚さをもたらせますが、強い自己否定感は自己嫌悪につながり、うつ病の芽になることもあります。

自己否定が強くなるというのは、食養的に見ると、体の中に排泄したいものをたくさん抱えている状況です。胃腸の中だけでなく、一つひとつの細胞そのものも、本来の日本人とは親和性のない細胞が多数を占め、それらが体の中で不協和音を奏でているのです。

うつ病になると、慢性的な疲労と食欲不振、睡眠障害などが出てきますが、これらも排毒反応とみてよいでしょう。体の中で排泄したいものがたくさんあるので、心は自己否定という自然な反応をもたらせて、排毒優位の体にさせているのです。食欲がないとき、私たちの体は、体内の毒素を排泄する働きが優位になっています。胃腸などの消化器官は食物などを消化分解・吸収する臓器であると同時に、体内の老廃物を排毒・排泄する最大の臓器でもあります。

うつ病とは何と有難いものでしょう。心が感情によって体をきれいにしてくれているわけですから、自然に湧き起こる感情は神の働きといっていいでしょう。うつ病によって家の中に引きこもることは多々あります。私はうつ病の方あるいは家族の方におすすめしていることがあります。それは、「正しい引きこもり」です。引きこもり自体によいも悪いもなく、引きこもりは社会悪だと考えるのは早計です。

五木寛之氏は、現代社会でうつ病にならない方がおかしい、現代のような乱れた社会ではうつ病になる人の方がまっとうだ、とさえいっています。意味深い言葉です。

ですから、私はうつ病の方には「正しい引きこもり」をすすめるのです。「正しい」というのは、正しい食事と正しい生活を送るということです。これができたなら、引きこもっていると必ず外へ出て来たくなります。

陰は陽になり、陽は陰になるのです。胃腸がしっかり休まれば、胃腸はまた働きだします。胃腸が働きだすと食欲が出てきます。その食欲に正しく応えれば、生命力が湧きあがってきます。マクロビオティックな食事と生活をしていたら、外でウンと働きたくなるのです。

うつ病の食養指導

うつ病の方の食養指導をしていると、うつ病にも陰陽があるのがわかります。うつ病の方はお腹を中心に冷えていることが多いのですが、食事の処方は陰陽それぞれ違います。玄米や本葛、根菜料理やみそ料理を中心に陽性食で胃腸を温めるのが合う人もいれば、野菜スープやホットの野菜ジュース、煮リンゴやリンゴの葛煮などの温かいけれど陰性の食べ物が合う人もいます。香辛料をたっぷり使って心地よい人もいます。

その人の口に合うものを中心に食事をしていくことが大切です。食養の中で「おいしい」と感じる食事を続け、うつ病の段階にもよりますが、昼間よく体を動かすことで治りは一段と早くなります。徹底して歩くこともよいことです。相談に来られるうつ病の方には、必ずといっていいほど、お腹に生姜シップをします。お腹を生姜シップで温めていると、血液が温まってきます。お腹を温めているのだけれど、手足も温まってきます。面白いことに、人は体が温まると自己否定感が減って自己肯定感が高まってきます。私たちの自己肯定感の高さは、母親のお腹の中の温かさに由来しますから、妊娠期間の生活は非常に重要なものです。

うつ病の手当てでは、うつ病の陰陽にかかわらずお腹を温めます。生姜シップでお腹が温かくなる時間の長短によって、その人のうつ病の重さがわかります。一時間の生姜シップで手足が温まる人もいれば、二時間三時間でも温まらない人もいます。お腹はもちろんのこと、手足までしっかり温めることがとても重要です。

さらに皮膚をマッサージすることも重要です。皮膚には末梢神経が張り巡らされていますが、これらが中枢神経や脳や腸とつながっています。木綿などの自然素材の布で全身を乾布摩擦することも、うつ病の治癒を後押しします。家の内外を徹底して掃除することも素晴らしい働きをします。

うつ病は心の自然な反応なのです。自然な反応に逆らわずに、一歩一歩正しい食事と生活を心掛けていけば自然と治ってくるものです。お金より命、そのことを教えてくれているのもうつ病です。

対症療法では根治しない花粉症とアレルギー

次に「花粉症とアレルギー」について考えてみましょう。

花粉症はいまや国民病とまでいわれるほど、日本人に定着してしまっています。季節の変わり目、特に春に症状が出る人がとても多いのです。

戦後、木材の輸入自由化に伴い、安い外材が大量に入ってきたため、日本の林業は衰退していきました。日本の国土面積の三分の二は山林です。その山林の植林と伐採、加工を交互に繰り返していた林業が衰退していったことで、多くの杉林が放置されるようになりました。その結果、季節になると大量の花粉が風に乗って舞うようになったのです。

花粉症は、花粉が引き金となってくしゃみや目のかゆみなどの諸症状を引き起こしています。ピストルは弾が入っていなければ、いくら引き金を引いても弾は出てきません。花粉症もアレルギーという体質でなければ、症状は出てこないのです。

花粉症の食養指導としては、やはり季節に合わせたマクロビオティックの食事が基本になります。アレルギーの根本は動物性タンパク質の過剰摂取ですから、穀菜食が適しています。花粉症を含めてアレルギーは、動物性タンパク質の体への蓄積が多いので、動物性タンパクの排泄・排毒を促す食べ物を積極的に摂ることも大事です。大根、生姜、ネギなどは、おいしいと感じるなら毎日食べてよい食材です。また、ニンニク、玉ねぎ、キャベツ、セロリ、レモンなどもおいしく感じる限りは多用します。

花粉症の症状にも陰陽があります。鼻水が水っぽくて垂れてくるのは、鼻づまりに比べると陰性です。逆に、鼻づまりは陽性です。鼻づまりの方が多いのであれば、陽性が強いわけですから、野菜スープや第一大根湯、しいたけスープなどを多用します。しいたけスープに大根おろし、生姜おろし、刻みねぎを入れるのもよいです。

一方、鼻水が水のように垂れてくることが多いのであれば、本葛を使ったくず練り、くず湯を多用します。ねぎみそ湯を摂ってもよいでしょう。梅生番茶やくず入り梅生番茶もよいです。

目のかゆみには、三年番茶に自然海塩を入れた塩番茶での洗眼がよいです。塩分濃度は一％程度でよいですが、自分の好みで調節してください。また、塩を入れない方が気持ちよいという人は入れなくても構いません。三年番茶では効かないという人は、無農薬のウーロン茶での洗眼を試してみてください。目のかゆみを訴える人は、肝臓に負担のかかっている人が多いので、加熱した油の摂取は控えてください。揚げ物、炒め物を当分の間やめると治りが早いです。目のかゆみにもしいたけスープを飲むのは効果的です。

花粉症の全般的な手当てとして、赤梅酢を一二倍から一五倍程度にぬるま湯で薄めてのどうがいや鼻うがいをすると治療にも予防にもよいです。

アレルギー体質を改善するには、体質や体調に合わせて、季節に合った食養を続けていくことと、掃除を習慣化することです。定期的な半断食も体質改善を後押しします。毎日の掃除が楽しくなってくると、いつの日かアレルギー体質は克服されています。

アレルギーの主原因についての「まとめ」

アレルギーの原因としては、およそ次の七つがありますが、実は、これらはアレルギーに限らず、これまであげた病気においても大なり小なりの原因となるものです。

①食生活の欧米化（動物性タンパク質の過剰摂取）
日本人は西洋人に比べ、肉や卵、乳製品などの動物性タンパク質を消化分解する能力が極めて低いです。食生活の長い歴史をみれば明らかです。風土をみても、日本は西洋に比べ穀物と野菜の種類は非常に多く、豊富に収穫できます。

さらに日本には、微生物の力による発酵食品が豊富にあります。みそ、醤油は世界最高の植物性タンパク質でもあります。ところが現代日本人は、天然醸造の発酵食品の摂取量が減り、動物性タンパクが増え、それに加えてインスタント食品が激増した結果、アレルギーが増えています。

②幼少期の住環境

日本は春夏秋冬がはっきりとした風土です。寒暖の差、乾湿の差に富んだ環境です。陰陽併せもった中庸な風土の中、日本人は長年、寒さと暑さに鍛えられて生活してきました。

三つ子の魂百までといいますが、日本の風土に合った肌と内臓になるのは三歳前後です。幼少期に肌の汗腺の働きがおおかたでき上がります。ですから、幼少期の環境はなるべく外気温に近いものでなくてはなりません。真冬に家の中ではシャツ一枚で生活できるほど暖房をきかせすぎてはなりません。夏も同じく、クーラーの必要のない生活をしなくてはなりません。そのためにも、日本の伝統的な食事をしていけば、私たちの体は、冬はそれほど寒さを感じず、夏もそれほど暑さを感じません。冷暖房も極力使わなくて済みます。幼少期から冷暖房完備の住環境がアレルギーを助長しています。

③幼少期からの予防接種（ワクチン）

予防接種のワクチンは動物性タンパクを基に培養され、さらに防腐剤、抗菌剤などの化学物質が含まれています。免疫力がまだ確立しない幼少期のうちに予防接種をする必要があるというのが現代医療の考え方ですが、薬まみれのワクチンを摂取させることでかえって免疫力を低下させています。

免疫力は消化力に比例します。幼少期に本当の免疫力をつけさせるには、正しい食生活を習慣づけることです。消化力が鍛えられることによって、本当の免疫力・自然治癒力が高められます。

④抗生物質、抗菌薬、抗菌グッズなどによる体内外の常在菌の不調和

病気の原因は細菌にあるという間違った認識が、人間の免疫力・自然治癒力の低下をいっそう助長させています。病原菌といわれるものは、体の偏りを調和するために働いているにすぎません。病原菌どころか、調和菌といった方がいいのです。抗生物質や抗菌薬の乱用により、本来は調和に向かわせてくれる細菌類が死滅することでアレルギーが発症しています。腸内細菌を含め体内外の常在菌が安定してくると、アレルギー反応が出なくなります。

⑤運動不足

心身の健康を増進させる運動として、もっともよいのが掃除です。「はたきがけ」「はきそうじ」「ふきそうじ」を、集中して一所懸命すると、すばらしい運動になります。不老長寿の妙薬、これを服するものは長命を得る。それは掃除なり、と昔の故事にもあるようです。掃除は、身の回りをきれいにしているのですが、その実は身の内側もきれいにしています。部屋のどこかを磨くことは、体内の血管を磨いてキレイにしていることであり、心を磨いて整理していることでもあります。掃除にまさる運動を私は知りません。

⑥咀嚼力の低下

子どものときから柔らかい食べ物ばかりを好み、硬い食べ物を食べなくなったため、アゴの力が極端に弱くなってしまいました。咀嚼力が低下すると消化力も弱まり、免疫力・自然治癒力も低下します。また咀嚼力が弱まると、唾液の量も質も低下させます。唾液の量や質が低下すると、血液を弱アルカリ性に保つ力も弱まります。咀嚼力は消化力であり、消化力は免疫力ですから、免疫力を高めるためには、よく噛むことが第一です。

⑦口呼吸の増加

祖父母世代、親世代から動物性タンパクの摂取が多くなると、その子どもや孫にも大いに影響します。動物性タンパクは鼻粘膜のタンパク質を肥大化させて気道を狭くさせます。鼻呼吸が充分にできないと、口から酸素を吸わざるをえず、口呼吸になってしまいます。

また、咀嚼力の低下によっても、口呼吸が頻発します。口呼吸は、消化力低下、免疫力低下の警告です。さらに、口呼吸が定着すると、細菌やウイルスがのどに直接飛び込んでくるので風邪をひきやすい体質になります。

依存心が下がれば、免疫力は高まる

人間も含めて動物には、病気やケガに対する免疫力というものがあります。

免疫力は病気やケガに対して、「ナニクソ」という心意気で打ち勝とうとする体の反応といっても間違いではありません。危機や危険に身がさらされたときに出てくる「火事場のバカ力」なるものも、ある種の免疫力といってもいいでしょう。この免疫力は、依存心や依頼心があると正常な働きができません。それは、多くの方と触れ合ってみて痛感することのひとつです。

「こうしてもらいたい」「ああしてもらいたい」

誰もが多くの「タイ」を胸の内に抱えているものですが、タイが大きくなればなるほど、悲しいかな免疫力は下がっていくのです。もちろん、依存心・依頼心と免疫力は相関関係ですから、免疫力が下がってくると依存心と依頼心が大きくなってくるという面も多分にあります。しかし、これまた多くの人を見ていると、日々の生活の乱れに伴って依存心と依頼心の芽が伸びてきているのがわかります。

寝る時間が遅い、夜中目が覚めたら眠れない、朝の目覚めがわるい、食事の時間もバラバラ、排便も不規則で時間も安定しない、等々。日々の生活リズムに規則性がなくなってくると、自律神経が乱れてきます。自律神経は自然につながる神経です。主として太陽のリズムにつながる神経です。太陽の巡りに合わせて生活していたら自律神経は乱れず、決して依存心や依頼心が頭をもたげることはないのです。親やパートナー、自分の関わる人達に「こうしてもらいたい」「ああしてもらいたい」という気持ちが大きくなってきたら、まずは自分の生活を見直すことです。

早寝早起きして、日中は汗をかいて体を動かすことです。食事はもちろん、住む国の風土に合った伝統的な食生活です。伝統的な食生活と生活リズムが調ったならば自律神経は安定します。

自律神経が安定したら、依存心と依頼心はすっかり消え失せます。免疫力も正常な働きを取り戻します。それどころか、自らの力で歩んでいこうとする自立心が強くなってくるのです。そして自然治癒力というのは、免疫力をもう一歩深めたものであるような気がしています。

私たちの心身を癒す力は、自然とつながっているかどうかです。私たちの細胞が自然とのつながりが強いものであればあるほど癒す力は強いのです。体の自然性は、何といっても自然な食で私たちの体が満たされているかどうか。自然な食で満たされた細胞の癒す力は計り知れません。それは、自然な栽培で作られた穀物や野菜、あるいは自然な土地に生える野草たちの生命力と同じです。自然は本来、自立心で満たされています。私たちに旺盛な自立心が出てくるかどうかは、体が自然で満たされたかどうかの大きな指標になります。

私は「依存せず、孤立せず、自立した」状態が、心身の中庸を保った状態だと感じています。むろん自分自身のことだけでなく、周りの幸せを願って行動するのが中庸です。一度、自らの心持ちと行動を顧《かえり》みて、自分の自立心と中庸度合いとをはかってみることも面白い試みだと思います。依存心をできるだけ下げ、自立心をかき立てる生活、それがマクロビオティックです。

資料1　「宇宙の秩序」図

無限から発生した陰陽が、ヒトになるまでの生命を表した図（本文 P51）

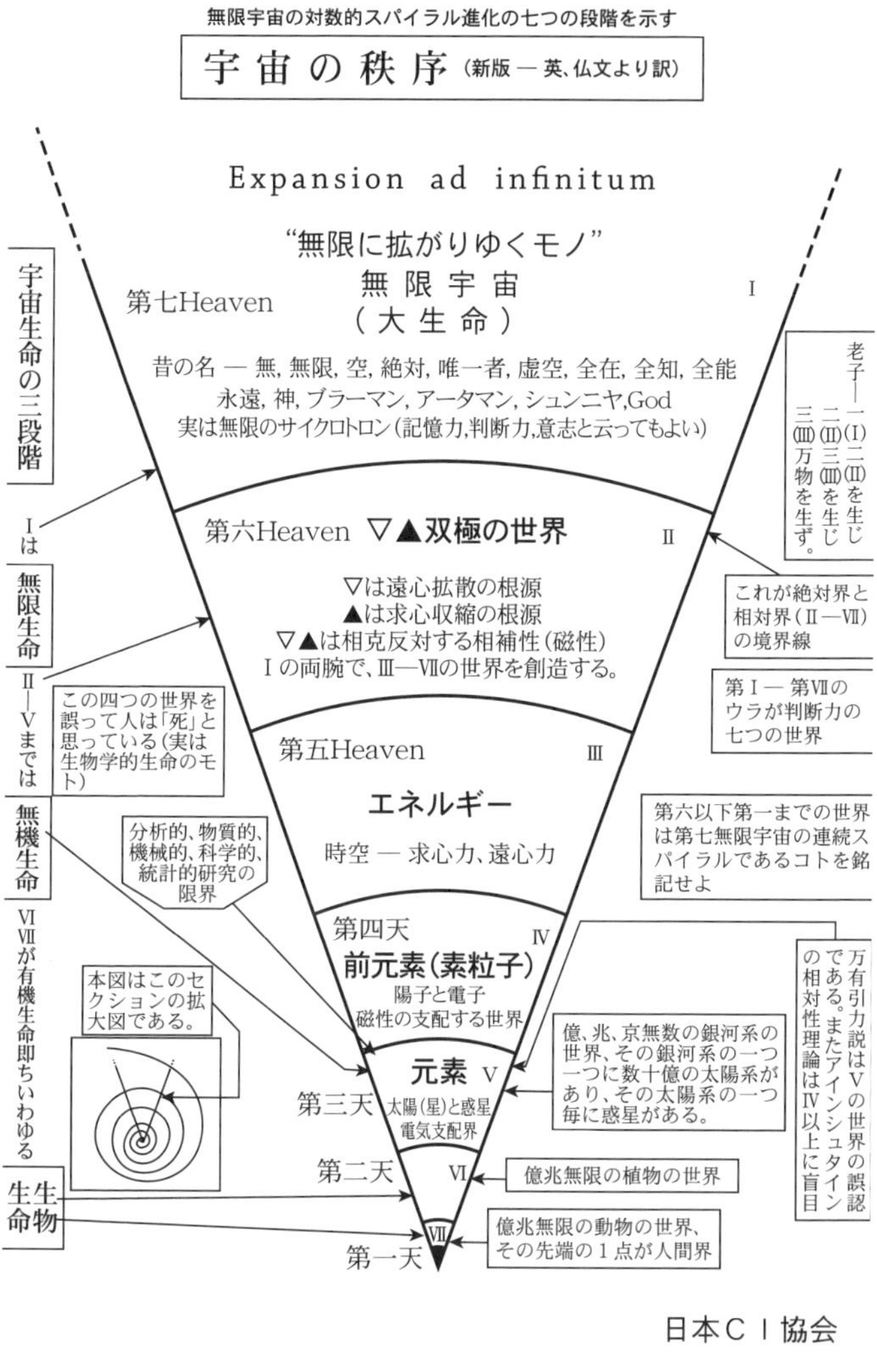
無限宇宙の対数的スパイラル進化の七つの段階を示す
宇宙の秩序（新版 — 英、仏文より訳）
Expansion ad infinitum
"無限に拡がりゆくモノ"
無限宇宙
（大生命）
第七Heaven
I
昔の名 — 無, 無限, 空, 絶対, 唯一者, 虚空, 全在, 全知, 全能
永遠, 神, ブラーマン, アータマン, シュンニヤ,God
実は無限のサイクロトロン（記憶力,判断力,意志と云ってもよい）
第六Heaven ▽▲双極の世界
II
▽は遠心拡散の根源
▲は求心収縮の根源
▽▲は相克反対する相補性（磁性）
I の両腕で、III—VIIの世界を創造する。
第五Heaven
III
エネルギー
時空 — 求心力、遠心力
第四天
IV
前元素（素粒子）
陽子と電子
磁性の支配する世界
元素 V
第三天
太陽（星）と惑星
電気支配界
第二天
VI
第一天
VII
宇宙生命の三段階
I は
無限生命
II—V までは
無機生命
VI VII が有機生命即ちいわゆる
生物生命
この四つの世界を誤って人は「死」と思っている（実は生物学的生命のモト）
分析的、物質的、機械的、科学的、統計的研究の限界
本図はこのセクションの拡大図である。
老子 — 一（I）二（II）を生じ二（II）三（III）を生じ三（III）万物を生ず。
これが絶対界と相対界（II—VII）の境界線
第I — 第VIIのウラが判断力の七つの世界
第六以下第一までの世界は第七無限宇宙の連続スパイラルであるコトを銘記せよ
万有引力説はVの世界の誤認である。またアインシュタインの相対性理論はIV以上に盲目
億、兆、京無数の銀河系の世界、その銀河系の一つ一つに数十億の太陽系があり、その太陽系の一つ毎に惑星がある。
億兆無限の植物の世界
億兆無限の動物の世界、その先端の１点が人間界
日本ＣＩ協会

陰　陽　表

庸			→ 陽 性 △
黄	橙	赤	赤外線
い	しおからい	苦　い	渋　い
			ナトリウムの多いもの・求心力・火

米　そば
ひえ
あわ
赤米

調味料
自然塩　▼精製塩
しょうゆ（天然・古式のもの）
みそ（天然・古式のもの）
梅干し
たくあん

ごぼう　じねんじょ
にんじん　たんぽぽの根
れんこん

肉類
▼豚肉　▼鶏肉
▼マトン　▼牛肉
▼卵　有精卵

海藻
（海藻）
ひじき
のり
昆布
わかめ

魚貝
（川魚）
鯉　うなぎ
たこ　小魚
はまぐり

（えび・かに）
ひらめ
ます
かに　伊勢えび
かき

（近海）
たい
いわし
あじ

（遠海）
▼くじら
▼まぐろ
▼さば
▼ぶり

たんぽぽコーヒー　しょうゆ番茶　梅しょう番茶
チーズ
くず湯
番茶

▼印は、極端に精白されているか科学的に合成されている食べもの、または血液を汚す食べものです。

資料２　食べもの陰陽表（本文P59）

食　べ　も　の

▽陰性←　　　　　　　　　　　　　　中

紫外線　紫　藍　紺　緑

えぐい　辛い　酸っぱい　甘

水・遠心力・カリウムの多いもの　K／Na＝5〜7

香辛料
わさび　しょうが
コショウ　カレー粉
唐がらし　からし
にんにく　ハーブ類

穀類
▼イーストパン　天然酵母パン　麦類　もち
黒米（紫米）　きび
うどん　パスタ
とうもろこし　マカロニ

野菜・野草
（なす科）　（いも科）　（葉菜）　（根菜）
なす　もやし　さといも　きゅうり　セロリ　ねぎ　白菜　玉ねぎ
トマト　えのき　たけのこ　カリフラワー　よもぎ　菜花　大根
生しいたけ　干しいたけ　ブロッコリー　キャベツ　小松菜　かぼちゃ
じゃがいも　ほうれん草　いんげん　パセリ
ピーマン　さつまいも　グリンピース
こんにゃく

くだもの
バナナ　桃　りんご
いちじく　柿　いちご
パイナップル　みかん　さくらんぼ
メロン　スイカ
ぶどう

豆類
そら豆　あずき
うずら豆　ゆば　ごま
白いんげん豆　厚揚げ
ひよこ豆　油揚げ
豆腐　高野豆腐
納豆　大豆　がんもどき

飲みもの他
▼白砂糖　▼化学調味料　黒砂糖　麦茶　牛乳　ごま油　はぶ茶
はちみつ　▼アイスクリーム　ヨーグルト　なたね油　紅茶
▼合成酢　コーヒー　天然果汁ジュース　紅花油
ウイスキー　▼スナック菓子　ビール　日本酒（自然酒）　オリーブ油
▼清涼飲料水　緑茶　玄米甘酒　ピーナッツバター　練りごま

宇宙法則研究会

資料3　「五つの体質論」のイラスト（本文 P69）

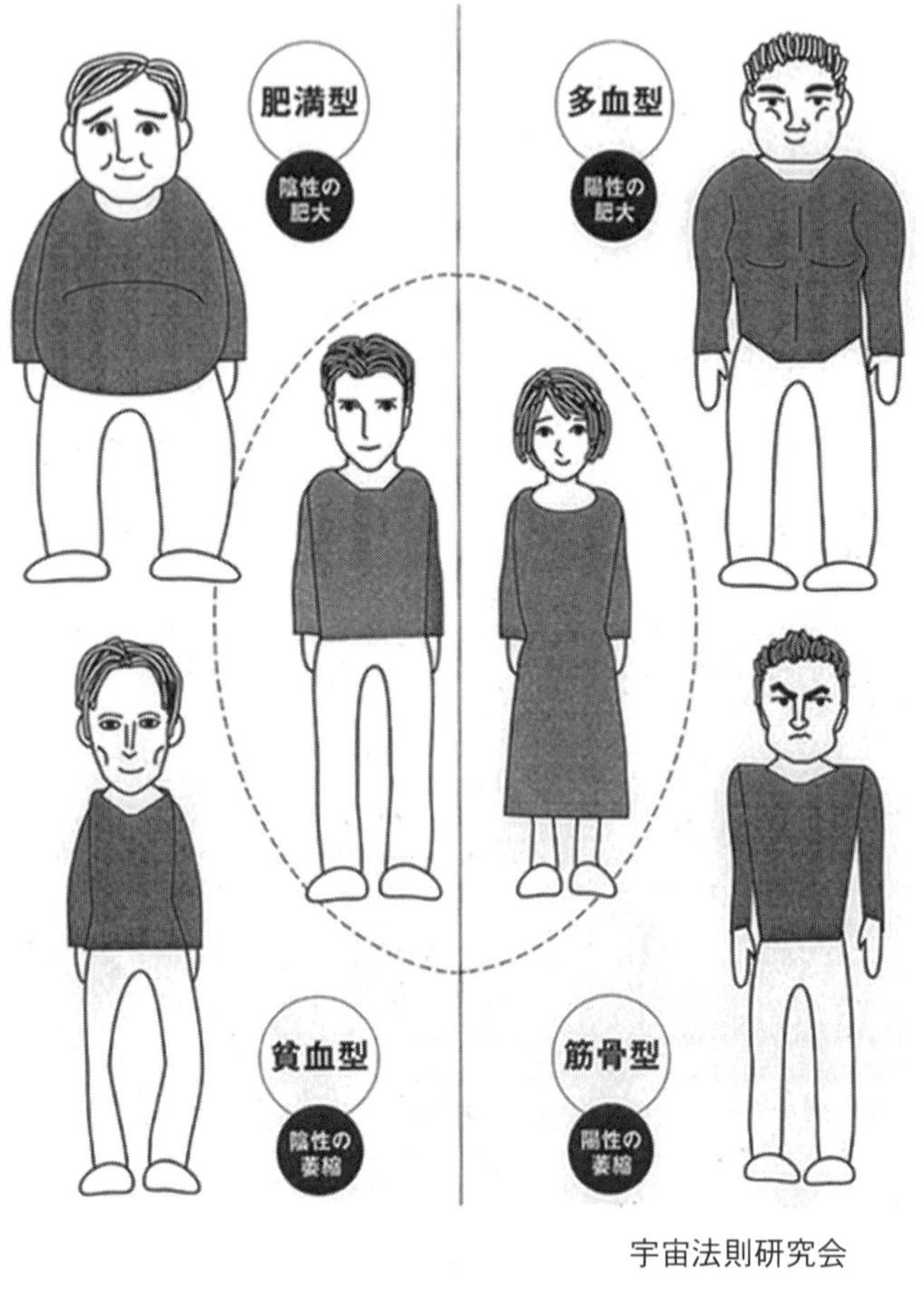

宇宙法則研究会

資料4 「体質」と「体調」の陰陽と中庸を分析し分類した表

（本文 P156）

体質の陰陽

	陰性	中庸	陽性
背	高い		低い
髪	軟らかい		硬い
顔形	細長い		丸い・四角い
目	大きい		細い
腕と脚	長い		短い
手	大きい		小さい
指	長い		短い
手の平	狭い（指に比べて）		広い（指に比べて）
爪	長い		短い
耳	大きい 頭から離れている	大きく、頭に近い	小さい 頭に近い

体調の陰陽

	陰性	中庸	陽性
瞼（まぶた）の内側	白っぽい	赤～桜色	赤みが濃い
顔色	青白い	桜色な肌	赤ら顔・赤黒い
肌の硬さ	やわらかい（ぷよぷよ）	弾力ある	硬い
唇	厚い		薄い
唇の色	紫色～薄い赤	赤～桜色	赤黒い
睡眠時間	長い		短い
食欲	ない	ある	ありすぎる
気が	長い	長いが決断力もある	短い
声の力	かぼそい	力強く 心地よい	大きすぎる・耳障り
話すスピード	遅い		早口
行動	スローモー	リズミカル	せっかち、せわしない
昼の排尿回数	6回以上	3～5回	2回以下
夜（睡眠中）の排尿回数	ない	ない	1回以上
尿の色	白っぽい・透明	薄い黄色	濃い黄色・赤みあり
大便の色	緑・薄い黄色	濃い黄色～薄い茶	濃い茶～黒
大便の状態	やわらかく・水の中で崩れる	バナナ大で水に浮く	硬く、短く、コロコロしていて、水に沈む
大便の量	細くて量が少ない（1日150g以下）	形がしっかりしていて量が多い（1日300gほど）	硬くて量が少ない（1日150g以下）
下痢	出るほどに体力なくなる	しない	出るほどにスッキリする
便秘	運動不足による便秘	しない	食物繊維不足による便秘
爪の色	白い	桜色	赤～黒
爪の状態	スプーン型	ふっくら盛り上がる	巻き爪
生理周期	30日以上	28～30日	27日以下
生理期間	6日以上	3～5日	2日以下
生理の月経血量	少ない・色薄い		多い・色濃い

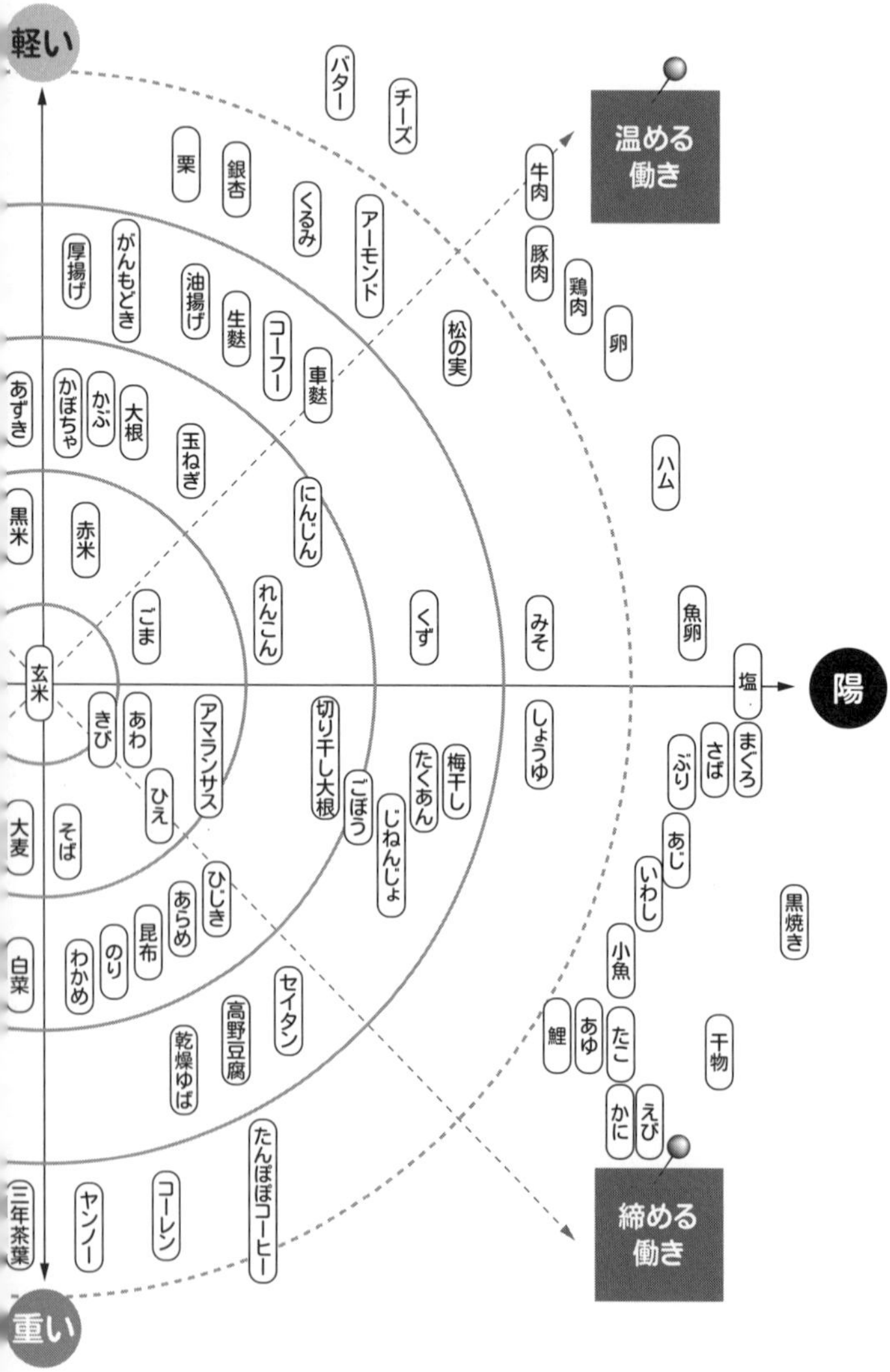
軽い
重い
陽
温める働き
締める働き
バター
チーズ
栗
銀杏
くるみ
アーモンド
牛肉
豚肉
鶏肉
卵
厚揚げ
がんもどき
油揚げ
生麩
コーフー
車麩
松の実
あずき
かぼちゃ
かぶ
大根
玉ねぎ
にんじん
ハム
黒米
赤米
ごま
れんこん
くず
みそ
魚卵
玄米
塩
きび
あわ
アマランサス
切り干し大根
ごぼう
たくあん
梅干し
しょうゆ
まぐろ
さば
ぶり
ひえ
じねんじょ
あじ
いわし
黒焼き
大麦
そば
ひじき
あらめ
昆布
のり
わかめ
白菜
小魚
鯉
あゆ
たこ
干物
セイタン
高野豆腐
乾燥ゆば
かに
えび
たんぽぽコーヒー
コーレン
ヤンノー
三年茶葉

資料5　食品の陰陽と食べ方の目安表（本文 P150）

◆「軽い」は質量が軽い傾向、「重い」は質量が重い傾向を表すが、絶対的なものではない。

◆中心が中庸で、外へ向かえば向かうほど、陰または陽の性質が強くなる。

◆食べる頻度は、表の内側の食品を増やしたほうがよく、外側の食品はなるべく減らしたほうが健康体を保てる。

陰

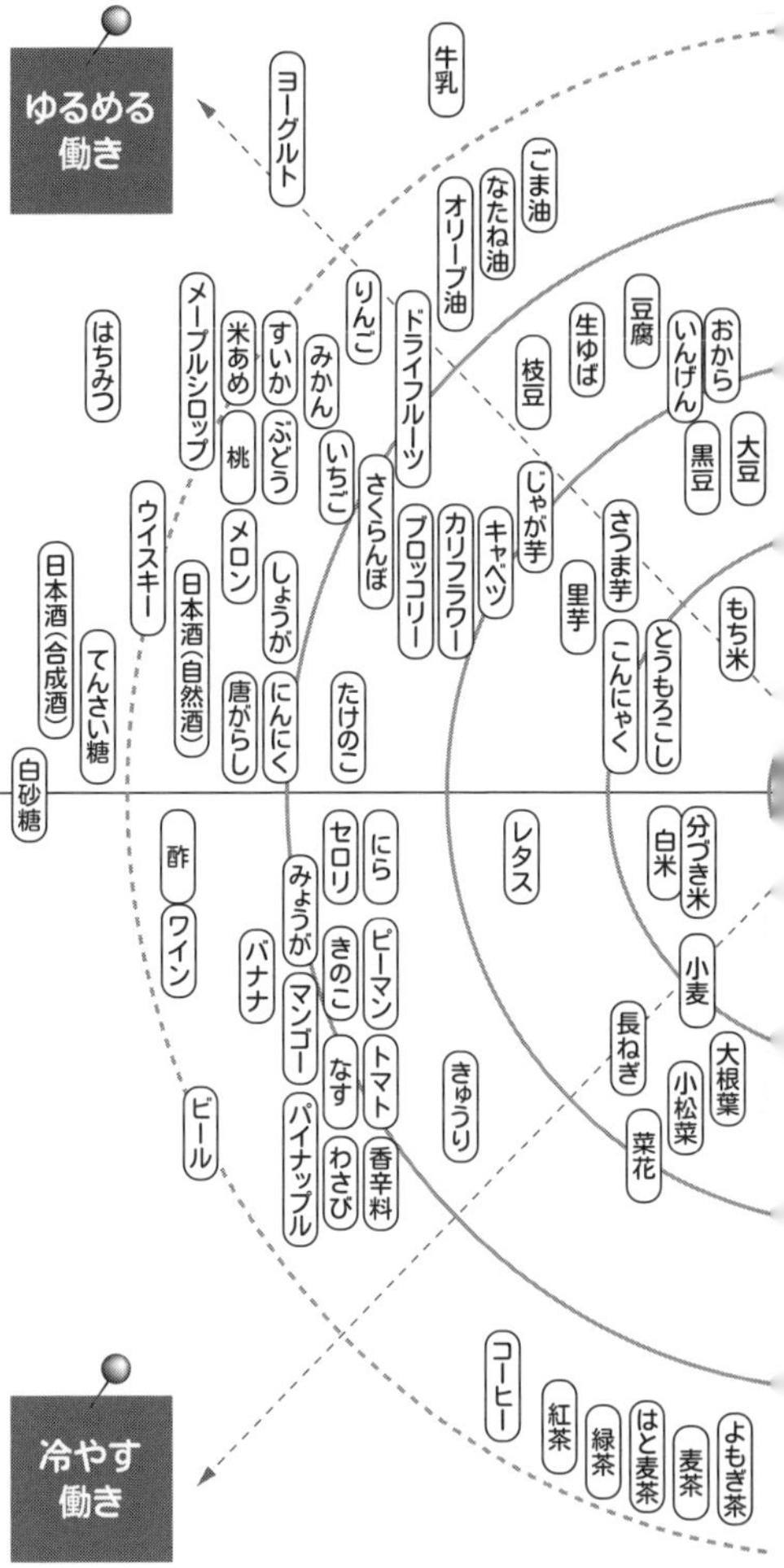

◆いちばん外側の点線より外にある食品は、常食しないほうがよい（塩と黒焼きは除く）。

◆「温める働き」「冷やす働き」「ゆるめる働き」「締める働き」は、その力が強い傾向があるということで、そのほかの働きがまったくないということではない。たとえば、ゆるめる働きの強い食品は冷やす働きもあり、温める働きの強い食品は締める働きもある。

マクロビオティックでよく使う「食養手当て法」

【生姜シップ】

三～四リットルの大きな鍋に八分目ほど水を入れ、七〇～八〇度に沸かします。沸いたお湯の中に生姜汁（生姜二〇〇グラム）を入れたのを「生姜湯」といいます。生姜湯の中にタオルを入れて絞り、熱々のタオルを、火傷しない程度まで冷まして、お腹や冷えている患部に当てます。タオルが冷める前に生姜湯で熱々のタオルに交換し、一時間以上温め続けると体は活性化します。

【里芋パスター】

里芋の皮をむき、すりおろした里芋にお酢を入れてよく混ぜます。二～三分放置した後、里芋の一割ほどの生姜おろしを入れてよく混ぜ、耳たぶほどの硬さになるまで小麦粉を入れて混ぜます。里芋とお酢の量は患部によって違いますが、中くらいの里芋一個に対してお酢は小さじ1／3くらいです。

資料6　マクロビオティックでよく使う「食養手当て法」

（本文 P219）

【梅生番茶】

中くらいの大きさの梅干しをよく練り、生姜おろし一つまみと醤油小さじ一を入れてまたよく練ります。この中に熱々の三年番茶を二〇〇ｃｃ注いで飲みます。

【椎茸スープ】

水二〇〇ｃｃに対して少し大きな干し椎茸一個を中火で一時間以上かけてゆっくり煮出します（濃く煮出すには水八〇〇ｃｃ以上）。この椎茸スープに好みで大根おろし、生姜おろし、刻みねぎを入れて飲みます。醤油味は好みでよいです。醤油、みそ、塩は使わず無塩でとってもよいです。

【第一大根湯】

大根おろし大さじ二、生姜おろし小さじ一、醤油少々を湯呑みに入れ、熱々の三年番茶を二〇〇ｃｃ注いで温かいうちに飲みます。三年番茶の代わりにほうじ茶、よもぎ茶、玄米茶、椎茸スープなどを注いでもよいです。

あとがき

食養の大先輩方が「食養の系譜」なるものを四〇年ほど前に作られました。石塚左玄から始まるその系譜には、明治の陸軍大将・乃木希典や『風土』を記した和辻哲郎、女性解放運動のさきがけ・平塚らいてう等、錚々《そうそう》たる人々が名を連ねています。

その中で、日本の伝統的な食事法をベースにした食養に、東洋古来の陰陽思想を応用したマクロビオティックを世界に広め、深めたのが桜沢如一です。私の師である大森英桜も桜沢如一から薫陶《くんとう》を受けた一人ですが、桜沢には数多くの弟子がいて、日本国内のみならず、世界各地でマクロビオティックを広めました。

近年、欧米のセレブが実践することで急に広まった感のあるマクロビオティックですが、元を辿れば石塚左玄から始まる食養が、桜沢如一の手によって世界に広められたものです。本書は、その桜沢が設立し、桜沢の意志を引き継ぐ日本CI協会が発行する『月刊マクロビオティック』に、九年以上連載してきた（今も継続中）「磯貝昌寛の正食医学」をベースに、あらためて書き下ろしたものです。

私が、マクロビオティックを皆様にお伝えできるのも、日本CI協会の諸先輩方をはじめ、大森英桜に師事させていただいたおかげです。食養指導を始めて二〇年、道場（マクロビオティック和道）を開設して六年。その道場で人々と生活を共にすることで、心身の改善はより一層深くなりました。私はむろんのこと多くの食養指導家は、食養の実践で難病といわれる様々な病気が、奇跡的ともいえる回復を目の当たりにし、人の自然治癒力を最大限発揮させるのが自然な食と生活、そして断食や塩断ちだと確信しています。

断食を実践してみたいと思われる方のために、本書に続き「実践編」も間もなく出版予定です。基礎編を学んでから実践に入るのも、あるいは断食から入って改めて「基礎編」を学ぶのもよいでしょう。入口は人それぞれですが、両書（基礎編・実践編）を合わせてお読みいただけたら幸いです。

近年は、国内にとどまらず、海外からも食養指導や講演の依頼があります。こうして私が活動できるのも、諸先輩たちのおかげであり、道場「マクロビオティック和道」については、全面的に協力してくれる両親や妻、子どもたちのおかげでスムーズに運営できることを日々感謝しています。

最後になりましたが、本書を出すにあたり、陰に陽にご尽力いただいたあうん社の平野智照氏に心から感謝申し上げますとともに、出版を快く引き受けくださったミネルヴァ書房の杉田啓三社長に心よりお礼申し上げます。

二〇二〇（令和二）年　春

磯貝　昌寛

《著者紹介》

磯貝昌寛（いそがい・まさひろ）

1976年群馬県生まれ。食養指導家。「マクロビオティック和道」主宰。
20年間で1万人近くの食箋指導を行い、現代人に合ったマクロビオティック（食・体・心の調和をとる生活法）をすすめる。
著　書　『からだの自然治癒力をひきだす食事と手当て・放射能対策編』サンマーク出版、2012年（大森一慧との共著）。

［企画編集］あうん社　平野智照
［製作協力］丹波新聞社

自然治癒力を高めるマクロビオティック〔基礎編〕
——正食医学の理論と実際——

2020年８月30日　初版第１刷発行　〈検印省略〉
2023年６月30日　初版第２刷発行

定価はカバーに
表示しています

著　者　磯　貝　昌　寛
発行者　杉　田　啓　三
印刷者　中　村　勝　弘

発行所　株式会社　ミネルヴァ書房
607-8494 京都市山科区日ノ岡堤谷町１
電話代表（075）581-5191
振替口座 01020-0-8076

中村印刷・藤沢製本

ISBN978-4-623-08997-0
Printed in Japan